看護学の概念と理論

編集 野嶋佐由美

NURSING CONCEPTS

and THEORIES

日本看護協会出版会

執筆者一覧

編集

野嶋佐由美（高知県立大学 学長）

執筆者 [執筆順]

野嶋佐由美

田井　雅子（高知県立大学看護学部 教授）

中山　洋子（文京学院大学大学院看護学研究科 特任教授）

池添　志乃（高知県立大学看護学部 教授）

野末　聖香（慶應義塾大学看護医療学部 教授）

中西　純子（愛媛県立医療技術大学保健科学部 教授）

片田　範子（関西医科大学看護学部 学部長・看護学研究科長）

はじめに

　看護は実践の科学であり，その日々の看護を支えている基盤が看護学である．看護界では，看護学を構築し，アートとしての看護とサイエンスとしての看護，また看護のケアとキュアを統合しつつ，看護を発展させていくことを重要な使命としてきた．そして看護学を学ぶ者1人ひとりが，看護とは何か，看護学とは何かを探求し，それぞれが看護学の価値と自律性の意味を理解し，それに基づいて看護者として行動することが重要であると考えている．本書はそのために必要な看護の基礎となるものを紹介することを主眼としている．

　看護は多様な状況で，その人らしい生命と生活の営みを支え，その人らしく生を全うできるように支援している．そこで本書の第1章「看護とは」では，看護の定義，看護の目的と対象，看護の機能について説明している．

　第2章「看護学とは」では，看護学を支える諸科学，看護学を構成する主要な概念，そして，看護学の核となる看護理論の発展についても述べている．看護学は自然科学，人文科学，社会科学の知識を活用し，看護の哲学を中心として，看護の現象を説明する知識として体系化される必要があることを説明している．そして，看護学を構成する主要概念を「人間」「健康」「社会」「生活」「看護」であるとした．

　第3章では，看護の対象や状況，さらに，看護援助の根拠となる考えを説明している代表的な看護理論を取り上げて，「看護における意味」「看護理論の特徴」「理論の実践への活用」について説明している．さらに，第4章では，看護現象を理解するために活用されている諸理論を紹介している．看護倫理は看護学の重要な要素であり，看護実践と看護倫理は分離しがたく，看護者は臨床的判断と倫理的判断の両方を活用して看護を実践しているともいえる．そこで，第5章では看護倫理の基本的な考え方について紹介する．また，第6章では，看護学の発展に向けて，看護研究者と看護実践者が協力して取り組んでいるevidence-based nursing，看護研究の役割について述べている．

　看護者同士がお互いに看護を探索し看護を語り共有して，新たな看護のあり方を模索し，社会に向けて発信していくことで看護学は発展していくと考える．看護学は人々の中にあり，人々とともに創造していくものである．

　なお，本書は2012年に刊行された『看護学基礎テキスト』の第1巻「看護学の概念と理論的基盤」をリニューアル改訂したものである．この10年，科学・情報技術は躍進し，健康を取り巻く社会構造も著しく変化している．このようななかで，看護は「Socity5.0」「AI」「DX」の発展を見据えて，人生100年時代にあるべき看護，またコロナ感染症に代表される対応困難な感染症や疾病，健康問題に対峙する看護の在り方を探求している．激動する社会のなかで看護への期待は高まり，看護の，ケアの価値が再評価されつつもある．今回の改訂にあたっては，現在の看護の基礎を形づくる概念や理論の普遍的な価値を改めて検証しつつ，時代の流れを念頭に入れた再評価をすべての項目にわたって行っている．目まぐるしく変化する現代社会において，本書がこれまで以上にケア実践者の拠りどころとなることを確信している．

2021年8月

野嶋　佐由美

第3章 代表的な看護理論 （池添 志乃）

第6章 看護学の発展 （野嶋 佐由美）

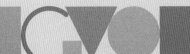

第1章

看護とは

看護学は実践の科学であり，看護実践を支える1つの学問領域である．20世紀より以前の看護は経験的・徒弟的に受け継がれてきたが，看護理論の提唱や看護研究の発展に伴って学問としての看護学が発展し，それにつれて看護学の発展に伴って，看護の考え方や看護実践も変化してきている．看護学の発展は，看護の対象である人々のための看護とは何かという学問的問いを探究してきた歴史でもある[1,2]．ここでは，看護の理念や看護の機能などについて説明し，第2章で看護学について学んでいくことにする．

1. 看護の定義

看護の定義は，目的，対象，方法，役割と機能といった構成要素の視点から説明されるのが一般的である．本書でもこれら看護をとらえるいくつかの基本的な視点から探究する．

看護の原点を築いたナイチンゲール（Nightingale F）は，看護とは健康を回復，保持し，病気や傷を予防して，それを癒そうとする自然の働きに対して，できる限り最良の状態に人間をおくことであると定義づけている[3]．それ以来，多数の看護理論家が出現し，それぞれの視点から看護とは何かを論じている．それらについては後の第3章「代表的な看護理論」で説明する．

看護の定義として広く引用され，社会的にも容認されているのは，日本看護協会や国際看護師協会（International Council of Nurses：ICN）が以下のように示すものであり，これらの機関は看護職を代表し社会に対して看護の考え方や看護の立場を発信する役割を担っている．

日本看護協会：「看護の本来的な機能と役割」[4]（1973年）
《「看護とは，健康のあらゆるレベルにおいて個人が健康的に正常な日常生活ができるように援助すること」ということができます．この場合の「健康のあらゆるレベルにおける援助」というのは，健康危険，健康破綻（はたん），健康回復など健康のどのレベルにおいても，対象となる人がそれまでもち続けていた生活のリズム（健康な状態）にまで整えるという意味です．》

ICN：「看護師の定義」（1987年）（日本看護協会訳）
《看護師とは，基礎的で総合的な看護教育の課程を修了し，自国で看護を実践するよう適切な統制機関から権限を与えられている者である．看護基礎教育とは，一

般看護実践，リーダーシップの役割，そして専門領域あるいは高度の看護実践のための卒後教育に向けて，行動科学，生命科学および看護科学における広範囲で確実な基礎を提供する，正規に認定された学習プログラムである．看護師とは以下のことを行うよう養成され，権限を与えられている．（1）健康の増進，疾病の予防，そしてあらゆる年齢およびあらゆるヘルスケアの場および地域社会における，身体的，精神的に健康でない人々および障害のある人々へのケアを含めた全体的な看護実践領域に従事すること；（2）ヘルスケアの指導を行うこと；（3）ヘルスケア・チームの一員として十分に参加すること；（4）看護およびヘルスケア補助者を監督し，訓練すること；（5）研究に従事すること．》

ICN：「看護の定義」（2002年）（日本看護協会国際部訳）
《看護とは，あらゆる場であらゆる年代の個人および家族，集団，コミュニティを対象に，対象がどのような健康状態であっても，独自にまたは他と協働して行われるケアの総体である．看護には，健康増進および疾病予防，病気や障害を有する人々あるいは死に臨む人々のケアが含まれる．また，アドボカシーや環境安全の促進，研究，教育，健康政策策定への参画，患者・保健医療システムのマネージメントへの参与も，看護が果たすべき重要な役割である．》

2. 看護の目的

看護の目的を，「健康の保持増進，疾病の予防，健康の回復，苦痛の緩和を行い，生涯を通してその最後まで，その人らしく生を全うできるよう身体的・精神的・社会的に支援することを目的としている」[5]と，日本看護協会では明示している．ナイチンゲールも看護の目的を健康を回復させ保持させることとしており，看護が職業として誕生したそのときから，病者への看護のみならず，健康の増進，ヘルスプロモーションの視点が内包されていたことがわかる．

健康の考え方は時代とともに変化してきており，現在では身体的健康，心理的健康，社会的健康，スピリチュアルな健康を含むホリスティックでダイナミックな概念としてとらえられている．看護はそれらの保持・増進，回復を支援することが目的である．

看護は対象の身体的な健康や機能回復に向けて，直接的ケアとして身体に施される．フィジカルアセスメントを行い健康の保持・増進，疾病の予防，健康の回復，苦痛の緩和を行う．また，精神的な健康や機能の回復に向けて精神面・情緒面そしての認知への支援や働きかけを行う．対象の情緒や心理面をアセスメントして，

精神面の健康の保持・増進や回復，苦悩の緩和を行う．さらに社会的な健康への援助として，対象の社会的な健康の促進や社会的機能の回復に向け対象を支援したり，対象の環境に働きかけたりする．対象の社会的な機能や立場を分析して十分に理解し，その人らしく生活できるように援助する．社会全体の健康度を促進するという視点からみれば，疾病の予防はもとより就労への支援，安全な地域の環境づくりなども社会的健康を促進する看護の重要な役割である．

また，健康はダイナミックかつ多元的な側面を有しており，本来は身体的健康や精神的健康などに分離して扱うべきではない．身体的健康を促進しつつ，精神的健康さらには社会的健康の向上をも目指すという立場が看護である．健康に関し革新的なとらえをしている看護理論家としては，ニューマン（Neuman M）を挙げることができよう．ニューマンは「拡張する意識としての健康」「健康を生きる」という視点から看護の使命を位置づけている[6]．このように健康を生きる人々への支援という視点からみると，1人ひとりの健康や健康的に生きることやその方法について，その人の考えに添いながら看護を行っていく力が求められる．

日本看護協会は「看護職の倫理綱領」において「人々は，人間としての尊厳を保持し，健康で幸福であることを願っている．看護は，このような人間の普遍的なニーズに応え，人々の生涯にわたり健康な生活の実現に貢献することを使命としている」と明示している．看護は人間の普遍的ニーズの充足に対して専門的な知識・技術を投入し，その実現に力を発揮してきた．ヘンダーソン（Henderson V）は人間の基本的ニーズに注目して看護の役割を論じたことで，看護の発展に重要な貢献を行った[7]．人間のニーズは普遍的でありながら，それぞれの人に固有なもの，個別的なものでもある．また，同じ人間であっても，おかれている状況によって変容したりニーズの充足方法が異なったりもしている．人間は顕在化されているものに限らず，潜在的なニーズも抱えている．その潜在的なニーズを顕在化させていくことも看護の1つの卓越した重要な機能である．

もう1つ看護の重要な使命は，その人らしく生きることを支援することである．1人ひとりの人間を深く理解したうえで，その人が望む方向性で支援をすること，その人の個別的なニーズに対応することである．以下に2人の患者の例を示す．

　糖尿病で入院中の同年齢の患者さんが2人いたとしよう．状態は安定し，しびれなどの神経症状や，入院時訴えていた口渇などの症状も消失した．血糖値やHbA$_1$cの数値もほぼ同じで，同様な治療薬が処方されている．
　この2人の患者さんに対し，それぞれの生活様式や健康感をふまえて看護を提供することが重要である．同じような健康課題を抱えていたとしても，この2人

が自分の状態を同じようにとらえているとは限らないからである．まったく同じ病状や症状であっても，「治療によって安定してよかった」と考える患者さんもいれば，「薬をもっと減らして以前の健康な状態に戻りたい」「これで以前のようにバリバリと仕事ができる」あるいは「汚点を残してしまった」と考える患者さんも中にはいるだろう．これは健康に対する意識の違いや，これまでどのような生活を送ってきたかが影響していると考えられる．

また，人それぞれこれまで生きてきて培った考え方や日常生活パターンによって，糖尿病とどのように向き合っていくか，生活の質に対して求めるものが異なる．

1人の患者さんは，仕事の関係で退院後の食生活が不規則になることを心配している．食事療法に関心をおき，どのように工夫すればよいのかと，インターネットなどで健康に関する情報を探索している．もう1人の患者さんは，これで安心だから，早くもとの生活に帰りたいと願うとともに，食事のことは家族にまかせておけばいいと思っている．看護師は，その2人の患者さんに同じような看護を提供するのではなく，その人に合った看護を実施し，その人がその人らしい健康生活を送ることができるように援助していかなければならない．同じ病気や症状の患者さんでも，個人個人の考え方や生活習慣の違いなどから，それぞれのニーズは自ずと異なることを忘れてはならない．

健康障害を有する人の個別性を十分に理解したうえで，看護を提供することが必要である．看護の目的を達成するためには，「人間」を深く理解し，その人のニーズや健康を理解することが求められている．その人の心理的側面，社会的側面を把握したうえで，その人をかけがえのない人として理解し，人間関係やコミュニケーションなどの知識と技術を活用して，接近していくことが求められる．

3. 看護の対象

日本看護協会の「看護職の倫理綱領」とICNの「看護の定義」では，「個人，家族，集団，地域社会」の4つを看護の対象と定めている．看護は，あらゆる年代の個人，家族，集団，地域社会を対象としている[8]．（200ページを参照）

近代看護の創始者であるナイチンゲールは，活動当初からすでに病者を抱える家族をはじめ病院・軍隊といった組織単位，あるいは都市・農村といった地域共同体単位で看護をとらえ，最終的には国家や世界全体をも看護の対象としている．

看護は，「個人」のみならず「集団」や「組織」を対象とした看護活動を展開している．たとえば患者教育を個別に行うこともあるが，集団の利点を活用し集合教育として患者教育を行うこともある．精神科病院などでは，治療的環境を提供するために病棟で治療ミーティングを行い，患者とともに治療的な環境はどのようにあるべきかを検討し，病棟の中での生活の仕方や同じ病いをもつ人として体験談の共有化などを図っている．看護者は外来や地域で患者会や家族の会などを立ち上げるなど協働的な関与を行っている．また看護管理の主要な対象は組織であり，看護組織や病院内外の組織とのネットワークや組織の改善に取り組んでもいる．

国や県や市町村などのコミュニティもまた，看護の対象である．地域看護の目的は地域の健康レベル向上であり，そのために看護活動を行っている．地域の人々の健康教育や健康に関する情報普及を行い一次予防に努めている．また疾病の早期発見・早期治療のために検診やセルフケアへの人々の関心を高める活動，ポピュレーションアプローチに基づく二次予防を推進している．あるいは健康障害を有する人々のための早期回復，リハビリテーション活動である三次予防を行っている．以下の例のように，本来看護は個人－家族－地域を視野に入れて考えていくべきである．

> たとえば脳卒中の患者さんの場合，本人にケアを提供しつつその人の家族についても思いを巡らせる．どのような家族構成なのか，家族はこの病気について理解しているのか，困惑していることはないのか，さらに，地域の中で生活をしているその人を支援する社会資源はどのようなものがあるだろうか，この地域ではどのような対策やサポートを提供し，どのような施策を立てているのだろうか……などである．そして必要に応じ家族を対象とした看護や訪問看護師や保健師の導入を考えていくことが求められる．

4. 看護の場

プライマリヘルスケアやヘルスプロモーションの考え方が普及するようになって，看護の活躍する場は，病院以外のところにも加速度的に拡大してきている．

看護の場に関して，ICNの定義では「あらゆるヘルスケアの場および地域社会」とされており，日本看護協会の「看護職の倫理綱領」前文では，2021年の改訂（資料ページを参照）にて，従来は「病院，地域，学校，教育・研究機関，行政機関など」だった記述が，「あらゆる場で」に変更されている．

看護の場の主流は医療施設だが，地域医療の浸透に伴い拡大しており，医療環境が大きく変わる中で，今後ますます医療施設以外のさまざまな場が選択されるようになるだろう．地域と病棟をつなぐ外来の看護活動はよりその重要性を増しつつある．そして入院期間の短縮は病棟の看護にも大きな変革を迫っている．訪問看護ステーション，福祉施設，企業や学校の保健室，保健所などにおいては教育的援助や人的・物理的環境調整が重要な看護師の役割となっていくだろう．

ケアのマネジメント活動も，開業医，介護職，リハビリテーション専門職，ボランティア，そして家族などの対象者の支援にかかわる人たちを調整する役割を果たすことに施設内とは異なった難しさがある．ここで最近第2子を出産した夫婦とその両親の家族を例に挙げて考えてみよう．

> この家族は，第2子を出産した医療機関の看護師や助産師から出産や子育ての支援を受け，助産師はもちろん看護師からも子育てについての助言を得ている．保健所では3カ月健診を受ける際に，保健師から子どもの成長発達が順調であることが伝えられたり，小学校1年生（第1子）へのかかわり方についても的確なアドバイスを得ている．
>
> 学校の養護教諭からは，インフルエンザ等々について定期的に健康に関する重要な情報が送られてきているし，また健康検査でう歯が発見されたときには，子どもを通して適切な歯磨きの方法のパンフレットを入手している．父親も祖父も会社で生活習慣病予防に力点をおいた健康検査を受けていて，祖父には最近高血圧の傾向があり，生活習慣病予防のため産業保健師が2カ月に1回の面談と生活指導を実施している．祖母は脳血管障害の曾祖母と同居しており，地域包括支援センターの保健師と訪問看護ステーションの看護師に病気や介護，リハビリのことについて指導を受けたり相談したりしている．
>
> このように，この家族は病院，保健所，学校，会社，地域包括支援センター，訪問看護ステーションなどで勤務している看護職から看護ケアを受けている．

看護は多様な場で提供されている．看護職はそれぞれの場の特徴や使命を受けて，看護の対象である個人，家族，集団，地域に対して，どのような看護が必要であるかを把握して，適切な看護援助を行っていくことが求められている．

5. 看護の機能

保健師助産師看護師法では，看護師の2つの業として，「療養上の世話」と「診療

の補助」が規定されている．また本来，看護は教育的機能や相談機能，調整・マネジメント機能なども有している．ここでは，看護がもつ機能について述べる．

❶ 療養上の世話

「療養上の世話」とは，療養中の人の食事や排泄，更衣，清潔の保持，移動，活動と休息，環境整備など，病状の観察をしながら行われる日常生活支援のことである．本来なら自立して行われるのが望ましいが，健康障害を有するがゆえに，自分で行うことができなくなった日常生活を支援するという，看護独自の機能である．

たとえばヘンダーソンは，病気であるか健康であるかを問わず，健康や健康の回復（あるいは平和な死）に資するような行動を，その人が必要なだけの体力，意思力，知識をもっていれば，他者の援助を得なくても自分で行うことが可能であろうとし，その人ができるだけ早期に自立できるような形で援助を行うこと[9]と主張している．

「療養上の世話」は看護独自の機能であり，看護師の主体的判断により実施できる業務である．しかしながら，治療方針との整合性を図る必要があり，食事形態や安静度，清潔保持の方法などの決定や変更について，医師の意見を求めることもある．看護の専門性は，健康障害を有する対象の健康障害の状態，疾病や症状の状態，さらにその人が受けている治療や治療による影響をアセスメントしたうえで，日常生活を援助することにあり，その患者を全体として把握したうえでしか「療養上の世話」を適切に行うことはできない．

たとえば食事の援助にしても，どのような疾患でどの程度の意識があり，どの程度の可動域があるのか，また薬物による制限や精神状態についてはどうか，薬物療法などによって食欲は影響されていないだろうかなどを考慮したうえで，食事の援助を実施する．

❷ 診療の補助

「診療の補助」とは，医師または歯科医師が対象を診察・治療する際に看護師・准看護師が行う補助行為であり，「療養上の世話」とともに看護師・准看護師の業務として保健師助産師看護師法（第5条・第6条）に規定されている看護師の独占業務（第31条・第32条）である．対象が安全かつ効果的に診断・治療を受けることができるように，医師の指示に基づき，対象への説明や診療に伴う苦痛緩和，症状出現の予測，状態変化への対応などを含む，医療処置を実施することである．

本来的には医師が行うべき医行為の一部についても「医師の指示に基づく」という条件を付したうえで，看護師にも許容した業務として位置づけられているものもある.

看護師が行う医療行為は全般にわたる. しかしながら，医師の指示すべてに看護師が従うわけではなく，指示に対して，その行為を医師が行うべきか，自ら行っても問題の生じない行為であるかどうかを判断することが求められる. 指示の内容，対象の状態，行為の危険度，薬剤の種類などを考慮するとともに，その行為が対象にどの程度の危害を及ぼす可能性があるかを見極める専門的判断と対応が必要である.

チーム医療の中で主体的に看護の知識体系に基づいて診療に参加し，看護の視点から診断・治療に参画していくことが求められているが，それは診療の「補助」ではなく，看護の主体的かつ専門的な活動となるようにすべきである. この前提に立つと，これら2つの業は分けられるものではなく，相互に関連し合っており，一方の的確な遂行は他方を遂行する際に役立ち，より効果的になるという性質のものであることが理解される. チーム医療の普及が図られている今日の看護では，他の専門職と連携・協働する機能もきわめて重要である[10,11].

❸ 教育的機能

「教育的機能」とは，対象が健康課題を解決するために具体的な方法を学び活用できるように，看護職が教育的にかかわることである. 患者に対して健康に関する態度や行動の変容を目指して働きかけることであり，具体的には対象が健康に関する正しい知識および好ましい態度を習得し，健康を保持・増進するための行動を実行できるような支援を行う. これらには健康教育，保健指導，患者教育，家族教育などが存在し，教育の対象は個人や集団もしくは地域住民，学校，企業，家族などである.

健康教育とは，人々が健康を維持・向上し，好ましい生活をするために必要な知識，技術，態度を習得できるよう，健康の保持・増進，疾病予防，早期受診・治療，社会生活の回復，生活習慣の形成を目的とした教育内容を提供する教育的・啓蒙的な看護実践をいう. ヘルスプロモーション活動の一環として，母親学級，健康教室，テレビや新聞の健康番組や健康欄の広報活動などがある.

患者教育とは，患者および家族が自ら疾患管理や療養，生活調整をするために必要な知識，技術，態度について教育する看護実践である. 患者の学習に対する準備

状態およびニーズのアセスメント，計画の立案，計画の実施，評価というプロセスからなり，多くの看護職が場面を設置してあるいは日常の看護を通して機会をとらえ，患者教育を実施している．また，目的や内容に応じ医師，薬剤師，栄養士などといった他の専門職とチームをつくり実施される．これらの看護の機能を対象者のニーズに応じて適切に駆使するには，対象者を全体的に理解することが不可欠となる．

看護の特質は，対象となる個人，家族などの身近で支援できる強みを活かすかかわり方にある．看護職は，保健医療福祉の他職種と比べ，24時間を通して，患者に最も身近にかかわることのできる専門職であるといえる．計画的に場を設定して教育をすることもあるが，患者の状況に対してアンテナを巡らし，チャンスと場を見定めて，そのときが到来したら逃さず援助を行う特性がある．看護職はこのことを自覚し，常に温かな人間的配慮をもって教育していく必要がある．

❹ 相談機能

相談とは，対象が自らの健康問題に直面して吟味検討し，対処方法や改善策を見出し実施できるように，また医学診断や治療について主体的に選択できるよう，主に言語的なコミュニケーションを通して支援することであり，「カウンセリング」「コンサルテーション」などが含まれる．看護職の役割として「カウンセラー」「コンサルタント」「代弁者」などが期待されているが，これらの役割の基本は相談機能である．

相談機能で重要な点は，対象が主体的に問題や課題に取り組んでいけるように支援することであり，対象の感情や思考，認知面で新しい知見や洞察にたどり着くことを目指している．したがって，相談では対象が自分の気持ちを語るにつれて自分がおかれている状況や自分自身を理解していくように導いていく．そのためには，対象の語る言葉をつなぎ合わせていくことや語られない言葉を察知していくこと，その奥にひそむ感情に注目することなどが重要である．

重要なものとして「共感的な態度」「傾聴する態度」「受容する態度」「価値判断を避ける態度」が求められる．ペプロウ（Peplau HE）[12] やトラベルビー（Travelbee J）[13] などは看護のこうした機能に注目した看護論を提唱している．

看護者は日常的に相談機能を果たしている．患者は病気や治療のことについて，教育的なかかわりを通して情報を提供され，それを理解して自分の生活・人生の中に位置づけることが求められている．それは本人のアイデンティティが揺り動

かされるようなことであり，何らかの形で自己変容を求められるものである．しかし教育的働きかけのみで自己変容を達成することは困難であり，看護者には相談機能を発揮して，疾病受容や障害受容の過程を患者とともに歩むことが求められる．

> 患者のAさんは，「実は医師からは病名を告げられたけれど，それをどのように子どもたちに伝えればよいのか，今の仕事をどのように調整するかなどを考えると頭が真っ白です．この仕事が完了すれば，課長になれると思っていたのに．お先真っ暗だ……どうしよう」と話している．看護師はAさんのそばにいて傾聴し，Aさんの立場に共感し，Aさんと一緒に今後の仕事や病気のことを考え整理していく役割を担う．看護の強みは患者さんがふと漏らす言葉を相談として取り上げ，共に継続的に考えていくことができる点である．

また，相談の対象は個人や家族だけでなく，地域住民や学校，職場に所属する集団の場合もある．たとえば職場での「心の健康」や「住民の災害被害」などの相談活動を行うこともある．

❺ 調整・マネジメント機能

看護は対象にケアを提供するばかりではなく，提供するケアを調整したり，マネジメントすることも重要である．調整・マネジメントなくして看護は存在しないとさえいえる．「安全なケア」の提供は重要かつ普遍的な課題だが，これは1つの職種で達成できるものではなく，医療チームでの調整とマネジメントが要となっていることからも，この機能がいかに重要であるかがわかる．

適切なケアは計画され，調整され，マネジメントされている．看護者は患者に提供されるケア全体の中の重要な一部を担っていること，それゆえにマネジメントが不可欠であることを意識して，1つひとつの看護行為を実施していくことが重要である．

マネジメントは，「看護管理」「ケアマネジメント」「ケースマネジメント」「ナレッジマネジメント」などの用語で説明されている．また，クリティカルパス，地域連携クリティカルパスなども医療マネジメントの一環である．マネジメントの対象は，一般に「ヒト」「モノ」「カネ」である．看護においては，「ヒト」はケアを提供する専門職やその支援者であり，仕事の分業・協働・連携も含めてマネジメントの対象になり得る．どの職種が，そして誰が誰と連携して何を行うかを具体的に計画し，それをマネジメントしていく．また，ケアを提供する場，器具，物品など

の「モノ」，そしてサービス提供にかかわる「カネ」をマネジメントしていく．

調整とは，対象がよりよく健康生活や療養生活を送ることができるように，看護職が他の職種と役割や意見などを調整し，協働して問題解決に向かう機能をいう．チームの中心である患者や家族が最良の健康状態とQOL（quality o flife；生活の質）を得られるように，チームの一員である専門職者がそれぞれの専門性を発揮し，協働することを目指すチームアプローチにおいて，看護職が担う調整役割は重要である．看護職は，患者や家族のニーズを把握し，チーム全体がそれらを認識，理解できるように橋渡しをする役割が求められている．調整することで，医療チーム全体でケアをする体制が整う，治療に必要な他部門や他職種への橋渡しができる，医療者間の葛藤が軽減する，などが挙げられている．

1人ひとりの看護者が自己の提供するケアをマネジメントすること，そのためには，全体のマネジメントのもとでの自己の立ち居を意識していくことが必要である．

引用・参考文献

1) Chinn PL, Kramer MK. チン＆クレイマー看護学の総合的な知の構築に向けて. 川原由佳里監訳. 東京：エルゼビア・ジャパン；2007. p.35-73.
2) 川島みどり，秋元典子，安ヶ平伸枝，他. 看護の原理—ケアすることの本質と魅力. 菱沼典子，井上智子，武田利明編. 神奈川：ライフサポート社；2009. p.340-1.
3) Nightingale F. 看護覚え書き—本当の看護とそうでない看護（新装版）. 小玉香津子，尾田葉子訳. 東京：日本看護協会出版会；2019.
4) 日本看護協会. 看護制度改善にあたっての基本的考え方. 看護. 1973；25(13)：52.
5) 日本看護協会. 看護にかかわる主要な用語の解説—概念的定義・歴史的変遷・社会的文脈. 東京：日本看護協会；2007. p.10.
6) Newman M. マーガレット・ニューマン看護論—拡張する意識としての健康. 手島恵訳. 東京：医学書院；1995.
7) Henderson V. 看護の基本となるもの. 湯槇ます，小玉香津子訳. 東京：日本看護協会出版会；2016.
8) 手島恵監. 看護職の基本的責務—定義・概念／基本法／倫理. 東京：日本看護協会出版会；2021. p.62.
9) 前掲書7) p.11.
10) 健康・生活科学委員会. 看護学分科会：看護職の役割拡大が安全と安心の医療を支える. 日本学術会議. 平成20年8月28日.
11) 健康・生活科学委員会. 看護学分科会：高度実践看護師制度の確立に向け

て—グローバルスタンダードからの提言. 日本学術会議. 平成23年9月29日.

12）Peplau HE. 人間関係の看護論—精神力学的看護の概念枠. 稲田八重子, 小林冨美栄, 武山真智子, 他訳. 東京：医学書院；1973.

13）Travelbee J. 人間対人間の看護. 長谷川浩, 藤枝知子訳. 東京：医学書院；1974. p.200-23.

看護学とは

看護学は，看護の現象に光を当て，看護の対象となる人々の生命の営み，生活の営みを全体として理解し，人々の健康や QOL（quality of life；生活の質）の向上に寄与するために，看護実践の技法の開発やサービスの質の向上に必要な知識を開発し体系化する実践の科学である．

実践の科学である看護学は，自らの発展のために，医学をはじめとする自然科学，対象を理解するための人文科学，さらに社会科学など現有の学問領域の知識や技術を活用する必要がある．そのときに重要なことは，看護の視点で，看護の哲学をもって，必要な知識を取り込みながら，看護学として発展させていくことである．したがって，看護学を学ぶ者には，関連する諸学問や理論を学ぶことが求められる．そこで，看護学を発展させる諸科学についてまず紹介し，看護学を構成する主要な概念である「人間」「環境」「健康」「生活」の考え方を説明する．最後に，看護学の核となる看護理論の発展と編成についても説明する．

1. 看護学を支える諸科学

学問とは，一定の原理によって説明され体系化された知識と，理論的に構成された知識や研究方法などの全体を示すとともに，概念・判断・推理を用いた知的思考活動による真理の探究でもある．

看護学は，主に人間・環境・健康・看護をメタパラダイムの中心として個人，家族，社会の中で起こる健康にまつわる事象を概念化し，科学的な根拠に則って説明するとともに，判断と推論を用いて実践的な働きかけの基盤を成す知識体系である．また，看護学は人文科学・社会科学・自然科学といった基礎科学に対置する実践の科学として位置づけられ，基礎科学の多彩な学問分野を学際的に応用する応用科学である．

看護学は医学，生物学，数学，物理学などの自然科学の側面と人間科学，社会科学の側面を融合しつつ発展している．そこでまず看護学の発展に貢献している諸科学を紹介する．

❶ 自然科学からの恩恵

自然科学とは，科学的方法により一般的な法則を導き出すことで自然の成り立ちやあり方を理解し，説明・記述しようとする学問である．狭義には物理学，化学，

生物学，地学，天文学など自然科学全体の基礎となる理論的研究をする部門を指し，これを「理学」とも呼ぶ．また，広義には医学，農学，工学などの「応用科学」と呼ばれる分野も含まれている．

自然科学における科学的手法とは，ある事物や現象を説明するにあたり考えられるさまざまな仮説から再現性をもつ実験や観測を行い，その結果に矛盾しない説明を選び出すプロセスのことである．科学的説明には用いた実験方法や測定方法が公開され，第三者に検証されることが重要である．また，実験や測定にはある程度の精度があることが望ましいとされる．科学的である，とは狭義には数値やデータで示されるような客観性と一般性があり，また予測性をもっていることとされ，その代表的な方法が自然科学的研究方法である．

そこで，今日われわれが最大の模範としている自然科学的研究方法の性格について述べる．科学的研究が近世以後あらゆる分野で成功を収め，中でも今日の医学の発展は，厳密な客観性を重視する自然科学的研究方法に基づくものである．ここでの研究対象はあくまでも「ヒト」としての自然現象であって，人間においても自然科学的対象となるものは細胞であり，血液であり，臓器であっても，もはや全体としての「人」ではあり得ない．

理性的に対象を認識するという場合は，既存の理論的な根拠からみて人間あるいは対象を理解することである．これらは人間の機能形態学，病態生理学，代謝学などからみたヒトの普遍的な要素を追究し，また，いろいろの検査，バイタルサイン，ヘルスアセスメントなどにより正常な状態から対象がどれだけ逸脱しているかによって対象に何が生じているかを理解するものである．それらは主に自然科学からみたものであり，理性による対象の認識は，ややもすれば人間の心情や意思，人間性を軽視することになりがちである．医師は鋭い直感力と判断力を必要とするため，自然科学に焦点を当てた教育が行われる傾向にあるが，それゆえに最近では人間的なかかわりについての教育が取り入れられている．

看護学においては，自然科学の探究方法を活用して看護研究を行い，新たな看護の知識を創造し，看護学の発展に大いに貢献している．また看護実践においては，自然科学の医学，解剖学，病理学，微生物学，薬理学，生物学，化学，統計学等々の知識を活用している．看護者は意識しなくても1人の患者にケアを提供するうえで多くの自然科学に基づいた知識体系を活用しているのである．看護学生は教養科目，専門基礎科目で自然科学を学び，これらの知識体系を基盤として看護専門科目を学習しているのである．

たとえば，糖尿病の患者に対する看護を実践するときに必要な知識としては，解剖学，病理学，生理学，生化学，薬理学，栄養学，生物学などが挙げられる．病気の一般的な症状や病態を，病理学や解剖学的知識を用いて理解することが大切である．1つの例として，口渇という症状がなぜ出現するのか，また糖尿病性神経障害や，糖尿病性網膜症，糖尿病性腎症のような深刻な合併症がなぜ出現するのか，そのメカニズムを理解することで，症状緩和や合併症予防のためのケアを行う第一歩となる．

また，血液検査では血糖値といわれるように，血中のグルコース量を筆頭とするHbA1cなどの検査データや尿糖の検査データが，糖尿病が及ぼす身体的変化をとらえる重要な評価指標となっている．これらのデータは数値のみならず，その値がどのような身体的状態を表すのか解剖生理学的知識をもとに考えることで，現在の病状や症状および今後の変化を予測することができる．

病態によっては，内服薬を中心とした内服治療やインスリンのような注射療法などの薬物療法が開始されることが多く，薬理学・生化学的知識を活用し内服薬やインスリンのタイプ，作用機序・作用時間・効果などの特徴をふまえ，患者・家族が自ら管理が行えるように援助し，症状の緩和や合併症予防を行う．また食事療法においても，食物のエネルギーと消費の関係を，栄養学的・生物学的知識を用いて理解し，消化吸収をはじめとする解剖生理学的知識を活用しながら，患者の日常生活をふまえて食事療法の説明を行う．このようにさまざまな知識を複合的に活用し，患者の状態を把握しているのである．

❷ 人文科学からの恩恵

人間を対象とする看護は，自然科学における科学的な知識だけでは成り立たない．看護の対象であるその人が経験している病いをどうとらえ，そして何を考え希望しているかなど，より広い知識体系と経験や知恵から学んでいく必要がある．

人間科学である看護学においては，自然科学の"科学的""客観的"という言葉をそのままの意味で用いることはできない．人間科学である看護学では，人文科学的接近法を活用することや，人文科学の知識体系を活用して看護を実施することが求められる．

人文科学は，広義には自然科学が学問的対象とする自然（nature）に対して，人間・人為の所産（arts）を研究対象とする学問であり，また人間本性（human nature）を研究する学問である．人文科学における，伝統的な学問の主要な探究方法として

は観察・分析・考察であったが，最近では，実験もまた人文科学の重要な方法として使用される．

人文科学の分野としては，哲学，芸術学，美学，心理学，教育学，文学，言語学，宗教学，神学，文化学などが存在している．また，人間行動にかかわる分野を行動科学と称し，人文科学の中の知の再統合がなされている．

近年は看護学でも，人文科学の科学的探究方法を活用した看護研究が行われており，学問としての発展に大いに貢献している．また，看護実践においては，人文科学の哲学，倫理学，心理学，教育学，行動科学，言語学の知識を活用している．看護者は意識しなくても，1人の患者にケアを提供するうえで，多くの人文科学に基づいた知識体系に依っている．看護学生は，教養科目，専門基礎科目で人文科学を学び，これらの知識体系を基盤として，看護専門科目を学習しているのである．

前項でも述べたが，たとえば糖尿病の患者に対する看護を実践するときには自然科学の知識と同様に，心理学，行動科学，哲学，倫理学など人文科学の知識も活用している．糖尿病の治療では，運動療法や食事療法などによってそれまで本人が築いてきた日常生活行動を調整しなければならない場合が多い．生活習慣そのものの変更を余儀なくされるストレスは計り知れない．また，そのようなストレスは生活リズムを狂わせ，一時的に運動療法や食事療法が行っているように見えても，結果的に病状の悪化を招きやすいと考えられている．

そのため看護師は，運動療法や食事療法などを行う際に，まず患者のこれまでの生活を詳しく知り，考え方や生活行動パターンを心理学的・行動科学的知識を活用しながら理解することが必要となる．また患者が生きてきた中で大切にしてきたものや，糖尿病を患いながらこれから何を大切にして生きていくのか，そうした生きる意味を哲学や倫理学を基盤に考えることにより，その人がこれまで築いてきた生活習慣を振り返り，納得して運動療法や食事療法を行っていくための礎となる．

❸ 社会科学からの恩恵

看護は専門職として機能し，それが社会的営みである限りにおいて，看護学もまた社会科学的な接近法や社会科学の知識を活用している．社会科学は法や国家，政治，経済などの社会的諸事象を科学的方法による観察・分析・考察をもとにして客観的法則性を把握し，各分野ごとの系統的認識をつくり上げた学問の総称である．社会科学には法学，政治学，経済学，経営学，社会学，社会福祉学，歴史学な

どの分野が含まれている.

前項同様に，糖尿病の患者に対する看護の例も社会学，社会福祉学，政策学，経済学などの知識も必要になってくる．糖尿病と診断された場合，血糖値の測定を行い，その血糖値に応じた治療が開始されるが，どの患者もその血糖値だけに着目し，治療を継続していけばよいのであろうか．社会的存在である患者は，糖尿病という1つの疾病をもちながら，さまざまな環境の中で生活する個人である．患者の暮らす家庭や地域は，1人として同じものはなく，それぞれの環境の中でよりよく生活していく権利を有する.

患者は，病院で糖尿病に関する知識や技術を習得し，その治療法を理解して在宅での自己管理を実践する．しかし，患者は治療法を実践できずに，しばしば入退院を繰り返したり，治療を中断してしまうという問題が発生する．なぜ，そのようなことが起こるのであろうか．そこでは，社会の中で生活する患者という視点で理解する必要がある．一般的な糖尿病の治療に関する知識だけでは，患者が社会の中でその治療法を継続して実践することは難しい.

そのため看護師は，患者が社会で生活する者であるという視点をもち，その中で治療を継続するために必要なことは何であるかを，社会学などの知識を用いながら考える必要がある．患者は家庭や地域でその人の役割をもっているため，糖尿病になったことで多少の変更を加えながらも，その人が役割を遂行し，治療が継続できるように患者や家族，その他患者がかかわりをもつ多くの人々とともに考えていく必要がある．また，患者の生活の質の向上を目指し，社会福祉学，政策学，経済学などの知識を活用し，福祉制度や社会資源を用いることにより，地域で生活する患者がその治療過程で孤独に陥らず，多くの専門職者などの支援を受けられるような体制を構築していくことも重要である.

社会や社会政策の変化，たとえば少子高齢化や家族形態の変化などは，患者と看護師にも影響を及ぼす．在院日数が短縮されて在宅療養者が増加する中で一般急性期病院の入院患者の多くは高齢者であり，その家族もまた高齢の配偶者や娘による老老介護という場面に遭遇したりしたときに，そうした現実を実感する.

また，核家族化や近所付き合いが希薄なことから身近な存在によるサポートが望めない場合も多く，育児方法の助言や，育児ノイローゼを防ぐために看護職の介入も求められている．このように社会の変化に伴い，必要となるケアも変化しており，看護師は社会政策や社会情勢の変化に合わせて看護の方法やアプローチを変えていくことが求められる.

❹ 看護学の要である看護の哲学

看護学は，先に述べたように，自然科学，人文科学，社会科学の知識体系を活用しながら，看護学独自の発展を遂げてきている．

理論と実践，そして研究が相互連関しながら発達してきた看護学がより発展していくためには，それらに加えヒューマンケアである看護としての看護倫理の確立が不可欠である．これらすべての発展をつなぎ，関連づけ，方向性を示唆するものとして看護の哲学を挙げることができる．

「philosophy」の語源は "Search for Wisdom" とされ，英知への探求ということにあるといわれる．日本では，西周（にしあまね）（1829-1897年）が1877（明治10）年に初めて「哲学」と訳して使ったとされる．philosophyという語は "理念, 価値, 信念" という意味をもち，学術的用語として，また日常的にも用いられている．

看護の哲学とは，看護とは何か，看護者としていかに行為すべきであるかを探求し，内省し続けていく姿勢を表すものである．したがって看護の哲学とは看護に関する知への探求であり，看護学の方向性を模索し示唆するものでもある．「看護とは何か」を哲学的な視点からとらえ，看護現象と対峙しながら実践し実証していく姿勢が常に求められる．

芝田は，看護哲学を提唱し，看護学の要として位置づけている．すなわち，看護の哲学とは，看護をめぐる現実というものを批判的・体系的かつ全面的・徹底的に考えてみる[1]ということであり，また，看護論を整理して看護研究の方法とつなぎ，それらを統合して全体としての看護学を考えようとすることでもある[2]と言及している．このように看護哲学とは，全体としてのあるべき看護を考え，そのうえで看護に対して1つの態度に導こうとする言葉である．

一般的に，哲学とは，多くの現象を全体として統一的にとらえて論ずるものであり，科学はその本質上，焦点化された特殊な現象を対象とし，細分化していくものである[3]．この哲学と科学の特質からすると，看護の哲学は看護の科学が細分化された科学的知識を，対峙する対象に向けて再度全体として組織化すると同時に，その作業に関与する自己を反省する営みも求められることになる．これらを再統合していく看護の哲学が必要である[3,6]．

ウィーデンバック（Wiedenbach E）は看護の哲学の必要性について，「看護師ひと

りひとりの信念や振舞い（code of conduct）から導き出される人生や現実に対する態度であり，その看護師の行為を動機づけるものであり，彼女が何をすべきかを考える指針となり，彼女の決断に影響を与えるものである．それは，ひとりひとりの看護師に固有の，個人的な特性であり，その人なりの看護のしかたのなかに表現されるものである．哲学は目的の基礎となり，目的は哲学を反映する」[7]と端的に述べている．看護者は常に患者の全体状況を把握しながら，その変化に応じて自分の看護活動を修正し，発展させていくことが求められる．この変化，修正，発展という営みは，看護の対象である人間が一回性の中で生きていることに熟知しているからこそ可能となる．

この生きた人間に対峙する看護者は，そうした不確かな状況において可能な限りの努力を尽くしながらも，完全なる理解と判断を保留し，ある程度不完全な知識で行動を展開せざるを得ない．このようなときに看護実践者をリードする羅針盤が看護の哲学である．

応用科学である看護学は，学際的であるがゆえに関連諸科学の理論や研究方法から学びつつ，看護学を1つの独立した学問領域，専門分野として構築していくことが必要である．その中心となるものが看護の価値観であり看護の哲学である．つまり，看護の何たるかを問うことであり，看護学の構築に向けて看護理論，看護研究，看護論理そして看護実践が融合しつつ，学問体系化を目指すことであり，看護者1人ひとりが看護学に基づいた思考や行為を展開することである[8]．

看護者になる，とは看護学に基づいて思考することであり看護者としてのアイデンティティを内在化させることでもある．それぞれの看護者が「看護とは何か」「看護学とは何か」という哲学をもって看護の現象，看護行為にかかわっていくことが求められている．知識体系である理論を実践に活用するのでもなく，理論に実践を合わせてしまうのでもなく，看護の哲学の視点を中心として看護をデザインしていくことが必要である．

2. 看護学を構成する主要概念

看護は，人と人との営みの中で生み出される現象であるが，その現象をどのように説明するかは，看護学の知識を体系化するにあたっての大きな課題であった．ここでいう現象とはある専門領域にとっての主題であり，看護という現象は知覚したことを意味づける概念によって説明される．概念は，知覚的に経験されるも

のの認識の表現であり[9]，看護学はこの看護現象の概念化によって説明されるようになる．それが系統立てられ，看護学における概念モデルや理論へと発展して学問としての体系化がなされてきているのである．

❶ 看護のメタパラダイム

本節では，看護学を構成する主要概念として「人間」「環境」「健康」「生活」の4つを取り上げるが，これらは知識の最も抽象的なレベルに位置づけられるメタパラダイム（metaparadigm）という考え方に基づいている**（図2-1）**．クーン（Kuhn T）は「メタパラダイムとは，その学問が関心をもつ現象を明らかにするきわめて抽象的な概念と，その現象間の関係性を説明する一般命題から成り立っている」と説明している[10]．

看護のメタパラダイムについては，フォーセット（Fawcett J）が『看護理論の分析と評価』[10]の中で論じ，看護学が関心をもつ現象を明らかにする中心的な概念として「人間」（person），「環境」（environment），「健康」（health），「看護」（nursing）を取り上げ，その現象間の関係性を説明する一般的な命題を提示した．

フォーセットの「人間」「環境」「健康」「看護」をメタパラダイムの中心概念とする考え方は，長い間用いられ浸透してきているが，看護学の説明概念として「看護」を入れることには異論もある．看護学の説明に「看護」を入れることは同語反復的な概念化であり，「看護」は適切なメタパラダイム概念ではないと主張する考え

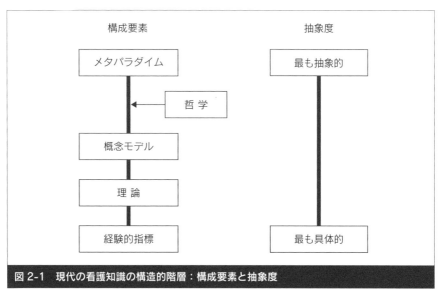

図 2-1　現代の看護知識の構造的階層：構成要素と抽象度

Fawcett J. フォーセット看護理論の分析と評価. 新訂版. 太田喜久子, 筒井真優美監訳. 東京：医学書院；2008. p.3

である．これに対して，メタパラダイム概念の「看護」は看護活動や看護行為を表すものである限り，メタパラダイムの中心概念に「看護」を入れても同語反復にはならない[11] という主張もある．

この同語反復の観点からスレヴィン（Slevin, O）は，メタパラダイムの中の看護をケアリングの用語に置き換えることを提案し，「人間（person）」「健康（health）」「環境（environment）」「ケアリング（caring）」を看護のメタパラダイムの要素（概念）とした[12, 13]．

看護学を説明する概念は，看護の本質を表すものであるならば時代によって大きく変化するものではないが，これまで開発されてきた看護理論を分析していくと，4つのメタパラダイム概念の切り方では，看護理論家たちの関心や考え方によっては十分に説明しきれない側面が出てきた．

たとえば，キム（Kim SH）[14] は，看護学の探究に不可欠な現象を系統立てるために4つの領域，すなわち看護ケアの状況を「クライエント」（client），「クライエント－ナース」（client-nurse），「実践」（practice），「環境」（environment）に分けて概念化することを提案している．キムはフォーセットのメタパラダイム概念は看護学が意味を見出す必要のある重要な概念で，看護学の中心課題を考える出発点にはなったが，看護の主題の概念的境界を引くことには有用ではないと批判している．これに比べて「クライエント」「クライエント－ナース」「実践」「環境」の4つの領域は，看護のメタパラダイム枠組み（metaparadigm framework for nursing）として看護学が扱うべき主題の境界線を明らかにすることができると述べている[15]．

本節では，これまでメタパラダイムの中心概念の1つとされてきた「看護」に代えて，「生活」（living）という概念を取り上げる．看護活動を説明するうえにおいては私たちが最も用いる概念は「生活援助」であり，日本においては保健師助産師看護師法の中で看護師の役割として「療養上の世話」が規定されていることからも，人々の「生活」は看護にとって重要な現象であり，概念であると考えたからである．ここで取り上げる看護学における「人間」「環境」「健康」「生活」の4つの主要概念は，看護のメタパラダイムとして位置づけようとするものではないが，看護学を構成する主要な概念として検討し，その関連について探究する．

❷ 人間

看護学にとっての「人間」は，看護の受け手，看護の働きかけの対象についての概念であり，「対象の理解」は，長いあいだ看護教育においての中心課題であった．

その対象とは，第一義的には患者あるいはクライエントを指しているが，看護の受け手は必ずしも 1 人の人間の存在ではない．家族，地域社会（コミュニティ），その他の集団を対象に看護ケアは提供されている．また，看護学が関心をもつ現象には単なる人の集合ではなく，患者－看護師関係，家族関係，組織，集団のダイナミズムなど，人と人との営みにおけるつながりという問題がある．さらに「人間」ないしは「人」を「看護の受け手」「働きかけの対象」として対象化することに対して異論を唱える立場もある．人間は，客体として扱ってしまう限り理解することはできない [16) とする考え方である．

このように「人間」ないしは「人」の概念は，看護理論家が立つ哲学的な基盤によってその考え方が異なっている．まずは「人間」のとらえ方の違いに焦点を当てて考えてみたい．

第 1 の考え方は，人間を自然科学的な方法によってとらえる立場で，生物体としての人間（human）である．身体（body）を中心概念におき，解剖学，生理学や病理学，そしてフィジカルアセスメントなど看護ケアを展開するうえでは欠かせない知識をもとに人間を理解しようとする．

第 2 の考え方は，「人を "as a whole" としてとらえる」という立場で，小島らが「病名や治療法にとらわれず，病も症状も "その人" の一部であり，その人が病気や傷病をどのように受け止め，感じているか，また症状や病態はその人にどのような不都合をもたらしているかという，その人を全体としてとらえる見方を強調したものである」 [17) としたように，人間を統一された全体としてとらえ，分割することのできない存在と考える立場はここに分類される．

第 3 は，人を対象化せずに人間（person）として存在論的にとらえる立場である．人間とは，環境の内に生息するというより自分の世界に住まう存在 [18) であり，人間を状況や背景の中で理解するのではなく，すでに状況のうちにおかれており状況と切り離せない存在，すなわち世界内存在（being-in-the-world）と考えている [19)．

看護学における人間ないし人のとらえ方は，生物学的な生命体としての人間から，人を全人的にとらえる考え方，そして世界内存在としての人間などその哲学的な基盤によって異なり，それが看護理論の成り立ちに影響を与えている．特に看護学におけるさまざまな哲学的な基盤からの人間のとらえ方の変遷の中で，近年，自然科学に基づく医学よりも，より人間学的，存在論的にとらえようとする傾向がみられる．その背景には，科学の進歩によって医療が人間に囲まれて行われるのではなく，開発された最新の医療機器によって行われ，患者が "モノ" 化され

ていくことへの懸念がある．このことについて，看護学の構築を目指した樋口[20]は次のように指摘している．

> 今世紀に入ってから，医療は，科学技術のすさまじい発展とともにますます高度化複雑化を極め，医学は細分化の道をたどってきた．この現象と同時に，医療の対象である患者（人間）は，時として，人間として医療を受けるのではなく，機械の部分を修理されるごとく，人間の部分部分を対象として治療されるに至り，一個人としての人間が無視される事態になったのである．

こうした医療状況の中で，人間としての尊厳を守り，その人らしい生き方や生活を支えながら，病む人自らの生命力を高めることで健康の回復を促そうとする人間学的な立場からのアプローチが重視されてきたといえよう．

人間のとらえ方の違いは，看護師の援助技術に対する考え方にも影響を与えている．たとえば，現象学的な立場に立つ池川[21]は独自の看護技術論を次のように論じている．

> もともと物に対する行為としての技術（科学技術）は，対象を〈対象〉（object＝人間の前に投げられたもの）としてとらえることから出発している．その意味では，人間それ自体も，科学技術の対象となるときは，物として〈対象化〉の立場をとらされることにならざるを得ない．しかしながら，看護という実践においては，働きかけの受け手も共に，単なる対象ではない意識をもった人間であるという事実に，まずわれわれは注目しなければならないであろう．

これまでの技術論においては，看護師は科学的原理に基づいた看護技術を習得し，対象である患者に安全に的確に看護技術を提供するという考え方が主流であった．これに対して，人間行為としての看護技術を池川は「看護師と病人とのかかわりという具体的な現実（reality）の中で，自・他を発見し，その関係の中で相互に了解し合うという人間的な行為の過程そのものにある」[22]と述べ，患者は看護師にとって技術を提供する対象ではなく，そこには人としての関係が生まれ，看護技術は患者と看護師との間にある人間としての行為として成り立っていると主張した．

一方，医療の高度化に伴い，専門職としての看護師にも的確な医療知識と看護行為が求められ，生物学的な生命体としての「人間」をとらえる立場も重要視されてきている．キム[23]は，看護学の視点からの人間の概念化として，次のように述べている．

> 看護学は，身体の一部分あるいは全体としての身体をケアし治療するという"身体作業"（body work）を今なお請け負っている．しかし同時に，人々の生活の情緒面や存在面や精神面への支援を重視してもいる．看護学に見られる明らかな逆説的矛盾を克服するために，看護の視点から人間を概念化する際，人体（human body），個性および自己（personalhood and self），人間生活（human living），の3つの人間の特徴を統合的に捉える必要がある．

キムは，人間の概念を統合的なものととらえ，人間生活という概念を含めている．加えて，「人間」の概念化には，看護ケアの受け手（患者やクライエント）がどんな人であるかと同じように，看護ケアを提供する者についても考える必要があるというキムの指摘は注目する必要があろう．

❸ 環境

人間は，常に環境との相互作用の中で変化し，人間形成にとって環境は影響力の強いものと考えられている．また，環境という概念は，健康を考えるうえでは切り離すことのできないものであり，人々がおかれている状況から，自然環境，社会環境，生活環境，物理的環境，人的環境など，看護学で論じられているレベルはさまざまである．さらに，環境を社会や文化と置き換えて論じる看護理論家もいる．

看護学において環境に焦点を当てた最も有名な理論家は，ナイチンゲール（Nightingale F）である．ナイチンゲールは，看護師の特有の機能は，自然が患者に働きかける最善の条件下に患者をおくことであると説明し，看護は，人間とその周りの環境に関する知識に基づくものであって，それは医師が自分たちの実践に用いるものとは異なった知識基盤であるとした．そして，環境（environment）という言葉自体は使っていないが，著書『看護覚え書』[24]の中で，換気，保温，陽光，食事，清潔さ，物音などの療養環境について詳細に記述している．「病気とは回復に向かう過程である」とし，環境を整えることによって，人間の回復力，自然治癒力を引き出していくことを重要視したナイチンゲールの看護ケアの考え方は，現在でも看護の基本となっている[25]．

キム[26]は，環境は人およびその人の存在に影響する力の源であり，人々の暮らしがそこで営まれる状況であるとして，生活する環境に焦点を当てている．特に近年，環境問題は，住民の健康と密接な関係をもち，公害や環境汚染の問題も含めて環境保健（environmental health）としてとらえられ，人々の健康を考えるうえで重要な概念になってきている．加えて，台風や集中豪雨による水害，地震，津波，竜巻，火山の噴火などの自然災害のほか，産業廃棄物の不法投棄や原子力発電所事

故による放射性物質の拡散などの人為的な災害は，環境破壊と同時に，住民に大きな健康被害やリスクをもたらしていることから，看護にとっても大きな関心事になっている．

また，トラベルビー（Travelbee J）は，環境を明確には定義していないが，人間対人間の関係やラポールが成立する場[27]を問題にし，人間関係のストレスなどに関心を向けるうえで，人を取り巻く環境を重要視している．人的な環境は，患者−看護師関係，家族関係，学校や職場の環境など，人々の生活の営みに密接に関係している．さらに，入院患者にとっての環境は，アメニティなど物理的な病室環境はもとより，看護師をはじめとする医療チームの人的な環境が大きく影響している．

以上のように，環境は，外的な条件や影響要因として位置づけられ，人間と環境との相互作用や共存の問題として取り上げられてきた．しかし，前項の「人間」のとらえ方の中でも述べたように，環境と人間を2つの別々の概念でとらえるのではなく，人間が生活するうえで環境は切り離して考えることができないものとして現実にある，という立場を主張する看護理論家もいる．

解釈的現象学の立場をとるベナー（Benner P）ら[28]は，「環境」（environment）ではなく「状況」（situation）という概念を使っているが，人を状況に身を置いた存在としてとらえ，人々が過去と現在と未来をもち，それらの局面のすべてが現在の状況に影響を及ぼしているとし，人は時間とともにあり，人々が取り巻いている状況の中で生きていることを強調している．したがって，「状況」はより一般的な「環境」の下位概念で，「状況」には，「人の住む環境という意味合いがある」と述べている．

このように，看護は環境という概念なしでは考えることができないほど相互に密接であるが，環境への働きかけが看護の役割であると認識している看護師は少ないのが現状である．

❹ 健康

第1章で述べられているように，日本看護協会では「看護とは，健康のあらゆるレベルにおいて個人が健康的に正常な日常生活ができるように援助すること」とし，国際看護師協会（International Council of Nurses：ICN）においても，「看護とは，あらゆる場であらゆる年代の個人および家族，集団，コミュニティを対象に，対象がどのような健康状態であっても」と，看護の働きかけの対象である人間の健康状態について定義している（203ページ「ICN看護師の倫理綱領」を参照）．このように看

護にとって，人間と健康は切り離して考えることはできないものとなっている．

すなわち，看護にとっての健康の概念は人間そのものであり，健康−不健康は看護の働きかけの受け手である人間の状態を表している．したがって，ナイチンゲール[29]が「病気とは回復に向かう過程である」「健康人と病人とは実際に同一なのであるから，健康と看護についての法則は同じである」と述べているように，健康−不健康は連続体であり，進んだり戻ったりする可逆的なものと考えることができる．

もう1つ重要なことは，人間はそれぞれが "健康" という心身の状態を把握する能力をもっているということである．言語的な表現ができない乳幼児の場合は，泣く，むずかるといった行動で自分の身体の中の変化を知らせる．生理学的には発熱，発汗，顔面蒼白といった徴候によって健康状態の変化を知らせる．健康はその人が生きてきた生活の中から生み出された価値や文化と結びつけて認識されるその人のあり方，生きるさまと考えることができる．したがって，人々はその人ごとに自分にとってよい健康状態の指標を身体がもっていて，いつもと違った自分の状態を察知することができるようになっている．

世界保健機関（World Health Organization：WHO）は，健康の定義を "Health is a state of complete physical, mental and social well-being and not merely the absence of disease or infirmity" としていたが，1998年に dynamic と spiritual という2つの用語を加え，状態を "a dynamic state" とし，well-being を "complete physical, mental, spiritual and social well-being" と改める提案をしている[30]．

この1998年の修正案は，未だに各国の同意が得られてはいない状況にあるが，どちらにしてもWHOでは，健康とは単に病気や健康障害がないということではなく，well-beingに重点をおいて定義づけられている．健康の概念は人それぞれがもっており，時代状況や価値観によって変化し，文化や風土によっても異なっているだけに定義することは難しい．

スミス（Smith JA）[31]は，看護における健康の概念として4つのモデルを提示している（**表2-1**）．1つ目の「臨床モデル」は，医学実践をもとにしている．2つ目の「役割遂行モデル」は，社会学者であるパーソンズ（Parsons T）の役割理論などを通して探究されている．3つ目の「適応モデル」は，『人間と適応』の著者デュボス（Dubos R）の考えに基づいている．4つ目の「幸福論モデル」は，マズロー（Maslow AH）の人間の欲求から発している．これらのモデルは，健康−不健康連続体の両極，すなわち，健康の極，不健康の極からその特徴を明らかにしている．

表 2-1 健康の 4 つのモデル
臨床モデル（clinical model）
健康の極—医学によって特定できる疾患または障害の徴候または症状がみられない. 不健康の極—そうした徴候または症状が明らかにみられる.
役割遂行モデル（role-performance model）
健康の極—社会的役割を遂行し，期待される成果を最大限あげている. 不健康の極—社会的役割遂行に失敗している.
適応モデル（adaptive model）
健康の極—有機体は環境に柔軟に適応し続けており，環境との相互作用から最大限の利益 　　　　を得ている. 不健康の極—有機体は環境から疎外されており，自己修正的反応に失敗している.
幸福論モデル（eudaimonistic model）
健康の極—はつらつとすこやかに生きている. 不健康の極—元気なく無気力.

Smith JA. 看護における健康の概念 . 都留春夫 , 他訳 . 東京：医学書院；1997. p.39 より作成

こうした健康のモデルは，どれに基づいて健康問題を考えるかによって対策や政策，教育などの方向性が異なってくるため，公衆衛生やプライマリヘルスケア，健康教育などの分野と密接に関係している.

先に述べたように，看護はあらゆる健康レベルの人々を対象とする援助活動である．したがって，健康の概念を明確にし健康に関する考え方の相違を示すことによって，看護学が目指す実践と医学が目指す実践の違いを明らかにすることができるであろう.

❺ 生活

生活とは，人が生まれて死ぬまでの行程において行為し，また経験させられることのすべてといわれている[32]．また，生活は時間，空間，手段，金銭，役割，規範などの構造的要因から構成されている．1 人の人間の毎日毎日の生きる営みが生活であり，その連続がその人の人生を形づくっていく．大川[33]は「人生（「参加」）とは，1 日中の 1 つひとつの生活行為（「活動」）の積み重ねで成り立っている．すなわち，人生の具体像が生活である」と述べている.

WHOは，健康の定義とともに ICF（International Classification of Functioning, Disability and Health；国際生活機能分類, 2001）の生活機能構造モデルを提示し，「生活

機能」という概念を用いている．ここでの生活機能とは，「心身機能・身体構造」「活動」「参加」の3つのレベルのすべてを含む包括概念であるとしている．これを受けて大川[33]は，リハビリテーションの定義の中で生活機能ということに焦点を当て，リハビリテーションとは「『人間らしく生きる権利の回復』，すなわち生活・人生の再建・向上を目指すもの」であると述べている．ここから，人が人として生きることが生活であるとする考え方が根底にあることが読み取れる．

看護の中心的な働きである生活援助というのは，人が生きることへの援助である．看護における日常生活援助は，専門職としての看護の重要な働きかけでもある．秋元[34]は人の日常生活の営みについて，「日常生活を営むとは，息をする，食べる，トイレに行く，動く，眠る，身体を清潔にする，更衣するといった活動を，その人が幼い頃から獲得してきた自分らしい方法によって，誰からの手助けがなくても毎日毎日切れ目なく繰り返し，それらがつながり合ってその人らしい日々の暮らしが成り立っていくこと」としている．

また，キムは看護を「人体，個性／自己，人間生活に基礎を置く人間の健康に対する働きかけ」[35]とし，「生活」について「人間の存在と生活は身体を通じて具現化する．例えば，食べる，友達と話す，愛するといった数々の形態のように，身体が生活の媒体となる」[36]と説明している．

このように「生活」は生きていくための営みであり，人間の基本的欲求と密接な関係をもって論じられている．日野原[37]は「日常生活の営み（即時，心身の活動，睡眠）が円滑に行われていると個人が感じると心が安定し，さわやかな身体感をもつ状態，それをもって個人は健康である」と述べ，日常生活と健康との関係を指摘している．

看護理論の中で「生活モデル」を基盤にした看護モデルがある．ローパー（Roper N），ローガン（Logan WW），ティアニー（Tierney AJ）による「生活行動に基づく看護モデル」（The Roper-Logan-Tierney Model of Nursing Based on Activities of Living）[38]である．このモデルは「生活」の複雑なプロセスを概念化したもので，R-L-Tモデルといわれている．この中では「生活は生活行動の複合体として表現できる」[39]とし，生活行動は「安全な環境の維持，意思疎通，呼吸，飲食，排泄，清潔の維持と着衣，体温調節，移動，労働と休息，性の認識，睡眠，死」[39]の12から構成されている．構成要素に「死」を入れたR-L-Tモデルにおいて，生活は「死にまつわることを前向きに対処」[40]しながら生きていく人の人生ととらえることができる．

また，ローパーらは，その理論の中で生活の個別性を強調し，「看護師はその人の

生活の個別性を理解してはじめて，個別的な看護を計画，実施，評価できる」[40]と主張している．

もう1つ考えなければならないことは，専門職としての看護師にとって，患者の生活への援助は病院においてもなされるという点である．入院している患者にとっての生活とは，どのようなものであろうか．「入院生活」の概念分析を行っている大橋[41]は，「入院生活」を人生の一時期としての毎日の生活として位置づけ，「入院生活」を「生活」の一様態であるとしている．そして，「入院生活」を医療的な療養生活と日常的な日常生活とに分け，「入院生活とは，ストレスや不安などのネガティブな性質を内在し，変動する安定性の中で，毎日繰り返される療養生活と日常生活の諸活動の総体」と定義している．

入院期間が短くなっている現在の医療状況においては，入院は治療が中心であり，患者の生活は捨象されがちである．個別的な看護ケアは，その人の生活を理解して成り立つものであるとするR-L-Tモデルの理論は，看護にとって忘れてはならない重要なものであると考える．

❻ 看護学を構成する概念間の関係

これまで，「人間」「環境」「健康」「生活」を看護学を構成する主要な概念として検討してきたが，これらはどのような関係にあるのかを探究していきたい．

看護のメタパラダイムを「人間」「環境」「健康」「看護」としたフォーセットは，4つの概念を以下のように定義したうえで，概念間の関係を4つの命題によって説明している（表2-2）．

> 　人間は，個人，家族，コミュニティ，あるいは他のグループなどを含めた看護の受け手である．環境は，人間にとっての重要他者や物理的環境を意味すると同時に看護が生じる状況でもある．健康は，人間の安寧（well-being）の状態であり，それは高いレベルのよい状態から終末期の状態までの範囲にある．看護は，看護の定義を意味し，それは人々に代わってあるいは人々とともに看護師が行う活動であり，看護活動の目標や成果である[42]．

フォーセットが提唱した4つのメタパラダイム概念は，それぞれが関連はしているが，4つの独立した概念として構成されている（図2-2）．これらの概念は，看護の主題の概念的境界を形成する四隅の礎石にしようと試みられ，看護理論の分析と評価の指標として用いられてきた．しかしながら，人間そのものが環境，健

表 2-2　メタパラダイムの概念間の関係

第1の命題	人間と健康に焦点が当てられている. 看護学は, 人間の人生のプロセス, 安寧, 最適機能状態, 病気やよりよい状態を左右する原理や法則に関心を示す.
第2の命題	人間と環境との相互作用に強調点がおかれている. 看護学は, 通常の人生の出来事や危機的な人生の状況における環境との相互作用における人間の行動様式に関心を示す.
第3の命題	健康と看護に焦点が当てられている. 看護学は, 健康状態に肯定的な変化をもたらす看護活動あるいは過程に関心を示す.
第4の命題	人間, 環境そして健康を結びつける. 看護学は, 人間が自分たちをとりまく環境と絶えず相互作用していることを認識しながら, 人間の全体性や健康に関心を示している.

Fawcett J. フォーセット看護理論の分析と評価. 新訂版. 太田喜久子, 筒井真優美監訳. 東京：医学書院；2008.
p.3–4 より作成

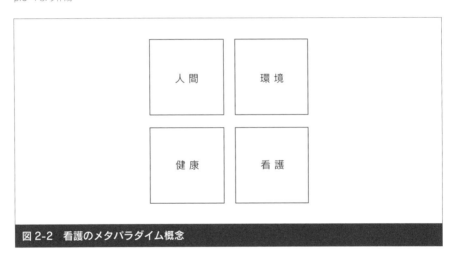

図 2-2　看護のメタパラダイム概念

康, 看護と切り離すことができない存在であり, この4つの構成要素から看護援助を必要とする状況がつくり出されていると考えることができる.

これに対して「人間」「環境」「健康」「生活」という4つの主要概念は密接な関係にあり, 概念領域を明確に分けることができない. たとえば, 人間はさまざまな健康レベルにあり, 人間と健康とは一体である. また, さまざまな健康レベルにある人間が個別に自分の生活を営むのであるから, 健康と生活は切り離せない関係にある.

キムは, 健康という概念を人間と切り離さずに考え, メタパラダイム枠組みの概念として「健康」を独立して使ってはいない. **図 2-3** を示して, 「看護が, 人体, 個性／自己, 人間生活に基礎を置く人間の健康に対する働きかけだからである」[43]と, その理由を述べている. さらに, 人間が環境の中で生きているという現実を考

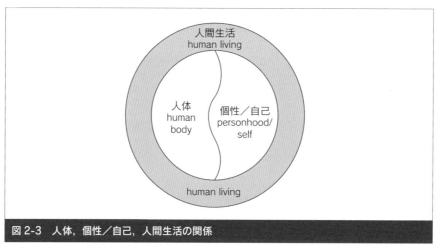

図2-3 人体,個性／自己,人間生活の関係

Kim SH. 看護学における理論思考の本質. 上鶴重美監訳. 東京：日本看護協会出版会；2003. p.98

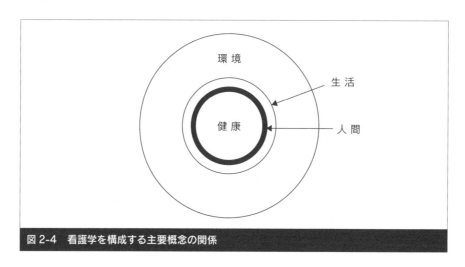

図2-4 看護学を構成する主要概念の関係

えると,「人間」「環境」「健康」「生活」という4つの概念は,切り離すことができない全体としての看護学を構成していることになる**(図2-4)**.

看護学の知識体系の発展を考えたとき,看護理論は,研究と実践によって裏づけられる必要があり,時代や文化によって変化し続けている. 看護のメタパラダイムにおいても,時代状況によって変えられてきている. たとえば「人間」「健康」「環境」「看護」のメタパラダイムの基本を提示してきたフォーセットは,その後看護のメタパラダイムの4つの概念を人間 (human being),環境 (environment),健康 (health),看護 (nursing) とし,人間をpersonからhuman beingに変えている[44]. また,メタパラダイム概念の定義についても見直しているが,とくに健康 (health)の概念を,「生きて死にいたる人間のプロセス (human processes of living and dying) を指している」としている[44].

今後，急速に社会における保健医療福祉システムが変化し，"エビデンスに基づく看護"がより重要になっていく状況を考えると，看護のメタパラダイムを構成する概念や枠組みも絶えず再検討しながら，「看護とは何か」を追究していくことが重要になると思われる．

3. 看護学における理論

❶ 理論とは

a —— 理論の定義

看護は，科学（サイエンス）であり，技術（アート）であるといわれている[45]．アートとは，一般に創造性を含む芸術を意味するが，1人の独自の存在である患者を対象として繰り広げられるそのときのその人にだけ行われる技ととらえることができる．その場の状況の意味を感じ取り，見通すことができる感性であり，熟練した技といえる．一方，サイエンスとしての看護は，科学的な理論と知識に基づいて看護を展開することを強調している．理論的な知識に基づいて独自の対象者に対して個別の看護を提供することの重要性を示しているのである．

すなわち，理論とは，まさにサイエンスとしての看護の基盤となるものであり，科学的根拠をもった実践を可能にする知，理論的知識の源であるととらえることができる．カーパー（Carper BA）[46] は，実践の場で用いる知の1つに経験的知識があり，これを論理的に記述したものが理論であると述べている．理論は，まさに実践の中で開発され，発展していくものであり，実践において不可欠なものである．

理論については，さまざまな定義がなされている．たとえば，「ある現象を説明し，その特徴を明らかにするために書かれた記述」〔スティーヴンズ（Stevens BJ）〕[47] や「現象の特性を記述するもので，特定かつ具体的な概念や命題の一対である」（フォーセット）[48] などと定義されている（**表 2-3**）．すなわち，理論は，現象を説明したり，現象に対しての見方や考え方を体系づけたものととらえることができる．そして理論は，前提，命題，概念などから成る．

以上のような理論の定義から考えると，看護理論とは，看護における現象を説明したり，看護に対する見方や考え方を体系づけたものといえる．看護理論において，看護現象を構成する概念同士の関係性を論述していくことでさらに看護現象

表 2-3　理論の定義

カーリンジャー (Kerlinger, 1964)	相互に関連する概念，定義，命題の１つの組み合わせであり，現象について体系的な見方を提示する．それはその現象を説明したり予測したりする目的のために行われる [49]
ウォーカー＆アバント (Walker & Avant 2005)	ある現象に関する系統的な見解を表し，記述や説明，予測，そして指示または統制に役立つ一貫した一連の概念間の関係を述べたもの [50]
スティーヴンズ (Stevens, 1984)	ある現象を説明し，その特徴を明らかにするために書かれた記述である [47]
フォーセット (Fawcett,1993 / 2001)	比較的制限された現象の特性を記述するもので，特定かつ具体的な概念や命題の一対である [48]
チン＆クレイマー (Chinn & Kramer, 1995)	いくつかの考え方を創造的かつ正確に組み立てたもので，現象の暫定的で，目的のある体系的な見方である [51]
チン＆ジェイコブス (Chinn & Jacobs, 1987)	概念，定義，命題の一連のものである．これらは（現象を）記述し，説明し，予測する目的のために，概念間の特定の相互関係性をデザインすることによって，現象の系統的な見方を明確に伝える [52]
トメイ＆アリグッド (Tomey & Alligood, 2002 / 2004)	実践を導く行為（action）を規定する関連ある概念の集合である [53]

の理解を深め，実践の根拠となる確かな知識の獲得が可能となる．そして，看護理論を活用することによって，過去の出来事を説明したり，将来の出来事を予測することが可能になる．

　私たちは，患者の理解や患者との援助関係の形成，看護援助の方向性を決定する際など，看護理論を臨床の場で活用している．理論に記述されているものの見方を活用することによって，患者への理解を深め，よりよいケアにつなげることができる．もちろん看護実践は，看護以外の学問領域の知識や理論など，さまざまな知識を駆使して展開されるが，看護実践の基盤には看護理論が存在していること，そしてそれが看護実践の際の指針になり，根拠になることを理解しておくことが大切である．

b ── 理論の構成要素

　多様な現象について，相互に関連した一貫性のある関係性の記述が理論といわれるものである．理論は，臨床の場で生じる複雑な出来事の関係を系統的に理解し，整理するのに役立つ．一般的に理論は「前提」「概念」「命題」によって構成されている（**図 2-5**）．「前提」とは，理論家が真理とみなしているもので，証明や実証がなくても真実であると想定される記述であり [54]，理論の価値観などが示されて

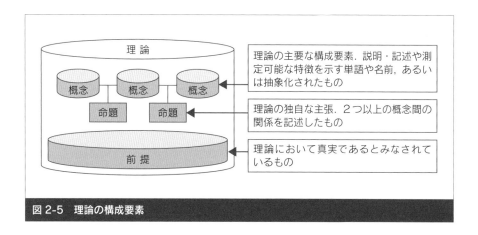

図 2-5　理論の構成要素

いるなどと定義されている．また，「概念」はある現象の本質をとらえる考えや特徴を簡潔に表現したものであり，言語によって明確に表現される．「命題」は，2つ以上の概念間の関係を記述したものであり，その理論の独自な主張である[55]．

これら「前提」「概念」「命題」は，理論家の重視している考えが表現された重要なものである．それぞれの理論において，それらがどのように記述されているかを知ることが，理論を理解するうえでも重要になる．

c ── 理論の目的

理論には，ある現象を説明したり予測したりする目的がある〔カーリンジャー（Kerlinger FN）〕[56]．看護理論においても，現実を抽象化したものを系統的に説明することや，どのような条件下であることが起こるかも予測することなど，記述と説明，推測を行うことを目的とする[57]と述べている．

ジーグラー（Ziegler SM）は，看護に理論を用いる目的は，看護場面に起きている状況を記述し，説明し，予測し，その状況をよく理解できたという手応えを得ることであるとしている．そして実践の目的は，理論を通して理解したものを実際に患者に応用し，クライエントの健康状態やヘルスケアを改善していくことであり，理論と実践は各々が単独では機能するものではない[58]と述べている．

すなわち，理論には目の前の出来事を概観し，系統的に記述する働きがあり，その現象を説明する共通言語として機能していると考えることができる．

私たちが日常的に経験する看護現象には，言葉で言い表せないこと，説明のつきにくいことも多い．しかし，ケアの質の向上のためにはまず自分たちの経験している看護現象を記述し説明できることが必要である．看護者1人が経験する現象で終

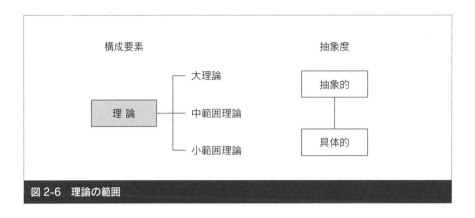

図2-6 理論の範囲

わるのではなく，ケアにかかわるほかの看護者とともに現象を想起し問題を共有していくには，その現象を表す共通言語としての理論が必要である．理論を活用することによって，ある看護の目的に対して予測性をもった方向で看護実践していくことができる．そうした点からも，臨床の場において看護ケアを説明し，実践し，記述するためには看護理論の活用が不可欠である．理論と実践は相互に影響し合い，相乗効果をもたらす密接なつながりをもつ関係にあるといえる．

d —— 理論の範囲

その理論の適用される現象の幅によって，一般的に大理論，中範囲理論，小範囲理論の3つのレベルに分類される（**図2-6**）．

大理論とは，最も範囲が広く抽象度が高い理論であり，看護全領域にわたる広範囲理論のことである．看護の見方や展望を示唆し，状況を特定しないで看護現象や看護ケアの目標などについて論じる看護の広い範囲を対象とする普遍性の高い理論である．たとえば『行動論』を論じたジョンソン（Johnson DE）[59]や『看護の基本となるもの』を著したヘンダーソン（Henderson V）[60]，『看護の理論化』を唱えたキング（King IM）[61]，『臨床看護の本質』を論じたウィーデンバック[62]などが大理論の主な理論家である[63]．

中範囲理論は，大理論よりも限定された範囲を扱い抽象度も低く，特定の看護現象や概念を導いたり看護実践を表す理論のことである．現実に起きている現象を記述し説明し予測するために有用であり，臨床でよく活用される．看護において開発された中範囲理論として，たとえばミッシェル（Mishel MH）の不確かさ理論やペンダー（Pender NJ）のヘルスプロモーション理論，スワンソン（Swanson KM）のケアリング理論，コルカバ（Kolcaba K）のコンフォート（安楽）理論などが含まれる[64]．

　小範囲理論とは，看護実践の各段階に焦点を当てた理論であり，実践に際しての原理・原則，あるいは目標を達成するための行動指針のような具体的なものである．中範囲理論よりも抽象度が低く，特定性が高く，狭い意味の現象を扱った理論である．実践理論ともいわれる．

　理論は実践を方向づける役割をもっている．理論を正確に理解し適用することで，看護実践をより質の高いものにしていくことができる．

❷ 看護理論の発展過程

　看護理論の発展過程は，ナイチンゲールに始まり，1990年代まで継続している（図2-7）．

a —— 近代看護の基盤づくり

　ナイチンゲールの『看護覚え書き』は，最初の看護理論であり，近代看護の基礎となるものであった．患者の環境を変化させること，自然治癒に焦点をおいたナイ

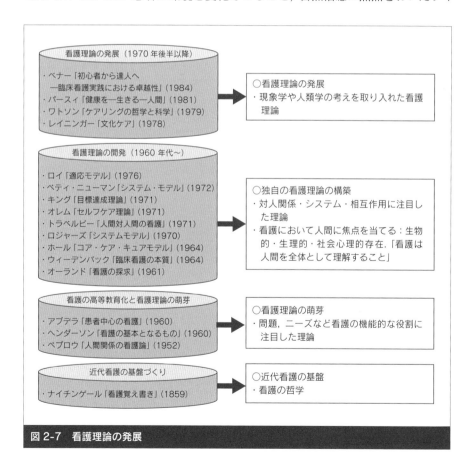

図2-7　看護理論の発展

チンゲールの看護論は，看護が医学とは異なる独自の責任範囲をもつ実践であることを示し実践を支える理論の基盤となった．

b —— 看護理論の萌芽

1950年代に入ると専門職としての看護師教育のレベル向上が提唱され，大学院教育の必要性が認められるようになる．ニューヨークコロンビア大学に大学院課程が開設され，ペプロウ（Peplau HE），ヘンダーソン，ホール（Hall LE），アブデラ（Abdellah FG）ら看護理論家が学んだ．

この時期の理論は，看護師の機能的な役割に焦点を当てたものが中心であり，看護上のニーズや問題，治療的人間関係に注目した理論であった．これらは看護独自の機能を示したものであり，現在の看護診断分類や看護介入分類につながるものとして高く評価されている．

c —— 看護理論の開発

1960年代からは，独自の看護理論が構築されるようになり，患者と看護者の関係に焦点を当てた理論が開発されるようになった．看護の結果よりも，過程に焦点を当てた理論である．一般システム理論が注目されるようになり，看護もこの理論からさまざまな影響を受けている．一般システム理論の考えを導入して看護理論を発展させていったのは，ベティ・ニューマン（Neuman B）やロジャーズ（Rogers ME）であり，対象をシステムとしてとらえる理論もこの時代に開発された．オレム（Orem DE）看護理論やロイ（Roy SC）看護理論においてもシステム理論の考えから影響を受けている．

また，キングやトラベルビーのように対人関係・相互作用に注目した看護理論がみられるようになった．まさに，看護において人間に焦点を当てた見方であり，「看護は人間を全体として理解すること」と，人間を生物的・生理的・社会心理的存在としてとらえることが示されていた．

d —— 看護理論の発展

ワトソン（Watson J）やパースィ（Parse RR），ベナー，レイニンガー（Leininger MM）などに代表されるように，1970年代後半から1980年代に入ると，現象学や人類学の考えを取り入れた看護理論が開発された．彼女らは，より積極的に現象学・実存哲学の考えを重視し，看護活動の核として位置づけていた．さらに，1960年代に起草された理論が書籍になり，改訂版が発行されるなど，看護理論が積極的に公表され，看護学が学問としてより発展していくようになった．

以上のように，看護理論の開発・発展はナイチンゲールが礎となり，主に1950年代になって米国で始まったものである．理論の発展にはその時代の社会背景も大きく影響している．今後も臨床の場で研究，実践の成果が示されていくことで，さらに理論の開発，発展がなされていくと考えられる．

❸ 看護理論からとらえる"看護"

看護理論の全体像については**図2-8**に示すが，それぞれの看護理論の中で，看護がどのように定義づけられているか考えてみよう．

a ── 環境に注目した看護理論

環境は，看護の1つの主要概念として位置づけられており，「人間にとっての重要他者や物理的環境を意味すると同時に看護が生じる状況」[65]と定義されている．さらに「看護学は，通常の人生の出来事や危機的な人生の状況における環境との相互作用における人間の行動様式に関心を示す」「看護学は，人間が自分たちをとりまく環境と絶えず相互作用していることを認識しながら，人間の全体性や健康に関心を示している」[66]というように，看護学においては，人間と環境との相互作用について強調され，人間，環境，健康を結びつけて考えられてきた．

環境に注目した看護理論は，ナイチンゲールに代表される．ナイチンゲールは，

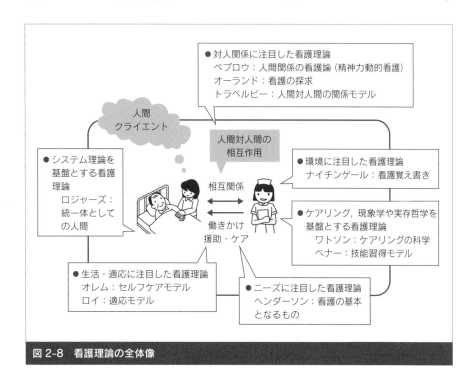

図2-8　看護理論の全体像

『看護覚え書き』の中で，看護の活動の中心を不適切な環境を調整することとしている．そして患者を取り巻くすべての環境を整えることによって自然が患者に働きかけるような最善の状態をつくり出すことができると述べている．すなわち，ナイチンゲールの看護理論は人間の環境に注目して，自然治癒力が高まっていくよう看護援助を行うことを論じたものと考えられる．この理論を通して，環境要因が患者に及ぼす影響や環境に対する患者の反応をアセスメントし，環境を調整する看護実践が看護の役割として重要であることが認識できる．

b ── ニーズに注目した看護理論

ニーズとは，人間のもつ欲求や要求のことである．人間は常にニーズをもった存在であり，生活の中でさまざまなニーズに基づいて行動している．ニーズに関する理論は人間の体験を理解するうえで重要な視点として，看護学，心理学，精神医学等のさまざまな学問領域で発展している．ニーズについて論じている代表的な理論家としては，マズロー[67]らがいる．看護学においても代表的な理論家として，ヘンダーソンやアブデラらがいる．

ヘンダーソンは『看護の基本となるもの』において14の基本的ニーズを示している．その中で，患者が自らのニーズを満たすことができないときは，その人に代わってニーズを満たすよう援助することであり，単なる肩代わりとしてではなく，他の人の助けなしに患者が1人で行えるようにすることが看護の重要な機能である[68]として生活に根ざした援助の必要性を主張し，14の基本的ニーズのアセスメント，ニーズ充足への援助の必要性について示している．アブデラは，『患者中心の看護』の中で，「看護は，対象者のニードの充足や自助能力の回復・強化，障害の軽減などを目標とする」[69]と述べている．

ニーズに注目した看護理論は，それぞれ独自の看護の機能を示しているが，共通して人間がもっているニーズに注目し，看護過程を用いながらそれを充足させたり修正させたりするものとして，看護実践においても広く活用されている理論といえる．

c ── 生活・適応に注目した看護理論

看護の重要な役割の1つとして，生活の援助がある．生活は健康と密接に関連しており，健康状態の変化は生活の変化を起こす．その際，人は生活を調整していく必要が生まれ，また新たな生活にも適応していく必要がある．

生活援助の1つとしてセルフケアの概念で論じた理論家はオレムである．オレムは生活をみていくという視点を重視し，生活を調整していく主体を患者自身とと

らえ，看護師はそれを支えていくという視点を示している．オレムは，自分の健康，発達，ウェルビーイングを促進する活動としてセルフケアを定義し，個々の具体的生活状況の中での行動ととらえている．またジョンソンは，生活活動，たとえば食事，入浴，排泄の世話などについて患者に直接働きかける活動は看護独自の活動分野であり，看護の主眼点として示している[70]．

適応に焦点を当てた理論は，ロイの看護理論に代表される．ロイは，看護を「適応を促進することを目指すものであり，人の適応様式に介入して適応反応を増やし，不適応反応を減らすことである」[71] としている．そして，どのような境遇におかれても適応でき潜在的な能力をもつ人に対しその人固有の反応を見逃さず，適応を促進することができるよう生命・生活過程を整えること[72] を看護の目標としている．

これらの理論は，看護師が専門職者として対象を独自の主体的な存在ととらえ，その生活また適応を視点として看護過程を展開し，対象への援助を行うことを論じているといえる．看護師独自の機能でもある働きかけの視点からの理論である．

d —— ケアリング，現象学や実存哲学を基盤とする看護理論

ケアリングは，健康と病気を連続体としてとらえ，対象を全人的にとらえようとするもので，医学や看護学のみならず，哲学，倫理学，教育学などのさまざまな領域で論じられている．

看護においてケアリング理論を提唱した理論家として，ワトソンやレイニンガー，ベナーらがいる．ワトソンはヒューマンケアリングについて看護の道徳的な視点からとらえ，存在の意味を見出せるよう支援することの重要性を述べている．そして人間的尊厳を守り，高め，維持することが目的である[73] と論じ，現象学や実存哲学の視点からヒューマンケアリングを探求している．

ベナーは，人間がどのような存在であるかについての「現象学的人間観」を描き，そこから看護のあり方を探究しようとしている．人の携えているものの観方（意味）を理解し，その人が身を置いている状況をその人に体験されている姿で理解していこうとする解釈的理論での見方を前提とし，解釈学的現象学の視点からケアリングを論じている．

レイニンガーは，文化的ケアリングの視点からケアリングを論じている．そしてケアリングとは，「人間としての条件もしくは生活様式を改善したり，高めようとするニーズあるいは予測されるニーズをもつ他の個人あるいは集団を援助したり，

支援したり，あるいは能力を与えることを目指す行為である」[74] としている．ケアリングは患者と看護師との相互作用を基盤にして行われる援助行為である．対象を，自らの価値観による見方ではなく，ありのままに柔軟にとらえ直し，身体的，精神的，社会的，スピリチュアル的，発達的視点から理解していくことの重要性が示されている．

e―― システム理論を基盤とする看護理論

システム理論を基盤とする看護理論は，ベルタランフィ（Bertalanffy LV）の一般システム理論[75] を基盤としているものが多い．1970年代のロジャーズやベティ・ニューマンに代表されるシステム理論においては，人間を1つのシステムとしてとらえ，家族，地域社会もまたシステムである．システムである人間は，全体としてまとまった機能を発揮している要素の集合体であり，複数の要素が相互に関連し合って形成されているととらえることができる．

システムとしての人間を以下のようにとらえている．

1　人間は，複数の要素・サブシステムが相互に関連し合って形成されている1つのシステムである．
2　システムとしての人間には，いくつかのサブシステムが存在し，相互に関連し合っている．
3　人間は，個々のサブシステムの単なる寄せ集めではなく，全体性を有していて，全体として機能している．
4　人間は，システム内部の一部の変化が相互に影響し，円環的・循環的変化をもたらす．
5　人間システムは，階層性をもつ．高次のシステムから影響を受け，低次のシステムに影響を与える．
6　人間の各サブシステム間および家族と他のシステムとの間には明瞭な境界が存在する．各サブシステム間および他のシステムとの間には明瞭な境界が存在する．

システム理論を基盤とする看護理論において，対象である人間を統合的にとらえ，システムとして機能が発揮できるように，また安定するように支援していく必要性が示されている．

f―― 対人関係に注目した看護理論

人間は，人と人との間のかかわり合いの中で生活しており，他者との関係，すなわち個人と個人との結びつきからみた人間関係のことを対人関係という．そのかか

わり合いの基本的単位は，二者間のコミュニケーションに代表される相互交渉ないし相互作用である．看護において，看護師と患者との人間関係はケアの基盤となるものであり，互いにかかわり合い影響を及ぼす相互関係を意味し，時間とともに発展，変化するものととらえることができる．

対人関係に焦点を当てた理論は，相互作用理論として心理学や社会学の中でも発展してきた．この理論を基盤としながら，看護学においても，対人関係に注目した看護理論として，ペプロウやオーランド（Orland IJ），トラベルビーなどによる看護理論が出された．

ペプロウは，『人間関係の看護論』の中で人間対人間の関係について論じ，「看護とは有意義な治療的な対人的プロセスである」[76] として，患者－看護師関係の4つの段階を示している．オーランドは，『看護の探究』の中で，「患者と看護師間で起こっている状況を理解する方法を知ることが看護実践の中核となり，患者を援助するための基礎的な骨組みをつくることになる」[77] と論じ，患者と看護師の相互作用についての理解の重要性を示している．トラベルビーは，「看護は，対人関係のプロセスであり，看護の目的は人間対人間の関係を確立することをとおして達成される」[78] と述べている．

どの理論においても，看護の中での対人関係の重要性を示し，継続的に発展していくものととらえることができる．看護は常に患者－看護師関係を伴い，関係性の構築はケアを行ううえでの基盤となるものであり，どの看護領域でも重要な視点であるため，対人関係に注目した看護理論は看護実践の中でも受け入れやすく，活用されているといえる．

引用・参考文献

1）芝田不二男. 看護哲学. 東京：メヂカルフレンド社；1974. p.9.

2）前掲書1）p.13.

3）前掲書1）p.24.

4）Peplau HE. 人間関係の看護論—精神力学的看護の概念枠. 稲田八重子, 小林冨美栄, 武山真智子, 他訳. 東京：医学書院；1973.

5）Reed J, Ground I. 考える看護—ナースのための哲学入門. 原信田実訳. 東京：医学書院；2001.

6）田畑邦治, 田中美恵子編. 哲学—看護と人間に向かう哲学. 東京：ヌーヴェルヒロカワ；2003.

7）Wiedenbach E. 臨床看護の本質—患者援助の技術, 改訳第2版. 外口玉子,

池田明子訳. 東京：現代社；1984. p.28.

8）池川清子. 看護—生きられる世界の実践知. 東京：ゆみる出版；1991.

9）Chinn PL, Kramer MK. 看護理論とは何か. 白石聡監訳. 東京：医学書院；
1997. p.62.

10）Fawcett J. フォーセット看護理論の分析と評価, 新訂版. 太田喜久子, 筒井
真優美監訳. 東京：医学書院；2008. p.2.

11）前掲書10）p.4.

12）Slevin O. An epistemology of nursing: ways of knowing and being, In L.
Basford & O. Slevin, Theory and Practice of Nursing: An Integrated
Approach to Caring Practice, 2nd ed. UK : Nelson Thornes ; 2003.
pp.158-59.

13）筒井真優美. 第1章 看護学・看護科学の発展. 筒井真優美編, 看護理論家の
業績と理論評価. 東京：医学書院；2020. pp.4-5.

14）Kim SH. 看護学における理論思考の本質. 上鶴重美監訳. 東京：日本看護協
会出版会；2003. p.18.

15）前掲書14）p.17.

16）Benner P, 他. ベナー／ルーベル現象学的人間論と看護. 難波卓志訳. 東京：
医学書院；1999. p.46.

17）小島善和, 武田利明, 井上智子. 人をas a wholeとしてとらえる. 菱沼典子,
井上智子, 武田利明編著. 看護の原理—ケアすることの本質と魅力. 神奈川：
ライフサポート社；2009. p.212.

18）前掲書16）p.56.

19）Benner P編. ベナー解釈的現象学—健康と病気における身体性・ケアリン
グ・倫理. 相良ローゼマイヤーみはる監訳. 東京：医歯薬出版；2006. p.45.

20）樋口康子. 看護学を構築する重要概念を考える. 日本看護科学会誌. 1986；
6（3）：2.

21）池川清子. 看護技術論の課題（2）. ナースステーション. 1984；14（2）：9.

22）前掲書21）p.10.

23）前掲書14）p.96.

24）Nightingale F. 看護覚え書—看護であること・看護でないこと, 第2版. 小
玉香津子, 他訳. 東京：現代社；1973.

25）Tomey AM, Alligood MR. 看護理論家とその業績, 第3版. 都留伸子監訳.
東京：医学書院；2004. p.73-4.

26）前掲書14）p.245.

27）前掲書9）p.48.

28）前掲書16）p.90.

29）前掲書24）p.7. 10.

30）臼田寛, 玉城英彦. WHO憲章の健康定義が改正に至らなかった経緯. 日本
公衆衛生雑誌. 2000；47（12）：1013-7.

31）Smith JA. 看護における健康の概念. 都留春夫, 佐々木百合子, 藤田八重子,
他訳. 東京：医学書院；1997. p.39-41.

32）今和次郎. 生活学—今和次郎集5. 川添登, 竹内芳太郎, 吉阪隆正, 他編. 東京：

ドメス出版；1971. p.18.

33）大川弥生. リハビリテーション・ルネッサンス：第1回「生活」・「人生」全体の向上をはかる. 医学. 週刊医学界新聞. 2003；2558（4）.

34）秋元典子. 健康にかかわる日々の生活を支えている. 前掲書15）p.87.

35）前掲書14）p.99.

36）前掲書14）p.97.

37）日野原重明. 新しい健康概念. 聖路加看護大学紀要. 1987；12：1.

38）Roper N, et al. The Roper-Logan-Tierney Model of Nursing Based on Activities of Living. Edinburgh：Chuchill Livingston；2001.

39）前掲書25）p.372.

40）前掲書25）p.374.

41）大橋久美子. 一般病棟における患者の「入院生活」：概念分析. 聖路加看護学会誌. 2008；12（2）：14-24.

42）前掲書10）p.2-3.

43）前掲書14）p.99.

44）Fawcett J. & DeSanto-Madeya. Contemporary Nursing Knowledge：Analysis and Evaluation of Nursing Models and Theories, Third Ed. USA：F. A. Davis company；2013. p.6.

45）George JB. 看護理論集増補改訂版 —より高度な看護実践のために. 南裕子, 野嶋佐由美, 近藤房恵訳. 東京：日本看護協会出版会；1998. p.2.

46）前掲書9）p.4. 9.

47）Stevens BJ. 看護理論の理解のために—その分析, 適用, 評価. 中西睦子, 雨宮悦子訳. 東京：メディカル・サイエンス・インターナショナル；1982. p.1.

48）前掲書10）p.29.

49）前掲書45）p.2.

50）Walker LO, Avant KC. 看護における理論構築の方法. 中木高夫, 川崎修一訳. 東京：医学書院；2008. p.34-7.

51）前掲書9）p.23.

52）Chinn PL, Jacobs MK. Theory and Nursing. A systematic approach. 2nd ed. St. Louis：C. V. Mosby；1986. p.79.

53）前掲書25）p.6.

54）前掲書25）p.8.

55）前掲書10）p.20. 1.

56）Kerlinger FN. 行動科学の基礎手法, 上. 馬場昌雄, 馬場房子, 福田周司訳. 東京：鹿島研究所出版会；1972. p.13.

57）前掲書9）p.23.

58）Ziegler SM. 理論にもとづく看護実践—心理学・社会学の理論の応用. 竹尾惠子監訳. 東京：医学書院；2002. p.1.

59）Riehl JP, Roy SC. 看護モデル—その解説と応用—. Johnson DE. 看護のための行動システムモデル. 兼松百合子, 小島操子監. 東京：日本看護協会出版会；1985. p.284. 97.

60）Henderson V. 看護の基本となるもの. 湯槙ます, 小玉香津子訳. 東京：日本

看護協会出版会；2016.

61）King IM. キング看護理論. 杉森みど里訳. 東京：医学書院；1985.

62）前掲書7）

63）前掲書50）p.15.

64）前掲書50）p.19.

65）前掲書10）p.2-3.

66）前掲書10）p.4.

67）Maslow AH. 完全なる人間—魂のめざすもの, 第2版. 上田吉一訳. 東京：誠信書房；1998.

68）前掲書60）p.9-15.

69）Abdellah FG, Beland IL, Martin A, 他. 患者中心の看護. 千野静香訳. 東京：医学書院；1963.

70）Johnson DE. 7看護ケアの意義. Henderson V, Wiedenbach E, 他著. 新版・看護の本質（看護学翻訳論文集1）. 稲田八重子, 池田明子, 薄井坦子, 他訳. 東京：現代社；1996. p.78.

71）Roy SC. ロイ看護論—適応モデル序説. 松木光子訳. 東京：メヂカルフレンド社；1981. p.20.

72）前掲書25）p.282.

73）Watson J. ワトソン看護論—人間科学とヒューマンケア. 稲岡文昭, 稲岡光子訳. 東京：医学書院；1992. p.76.

74）Leininger MM. レイニンガー看護論—文化ケアの多様性と普遍性. 稲岡文昭監訳. 東京：医学書院；1995. p.51.

75）Bertalanffy LV. 一般システム理論—その基礎・発展・応用. 長野敬, 太田邦昌訳. 東京：みすず書房；1973.

76）前掲書4）p.9.

77）Orlando IJ. 看護の探求—ダイナミックな人間関係をもとにした方法. 稲田八重子訳. 東京：メヂカルフレンド社；1974. p.18.

78）Travelbee J. 人間対人間の看護. 長谷川浩, 藤枝知子訳. 東京：医学書院；1974. p.2.

第 3 章

代表的な看護理論

1. ナイチンゲール

❶ 看護における意味

ナイチンゲール（Nightingale F）の理論は，クリミア戦争での看護活動の経験や，産業革命の中での非衛生的な環境下で健康を脅かされる労働者が多く存在したという時代背景に大きな影響を受けている．

ナイチンゲールは，人間の生命，健康，日常生活，科学，宗教，女性学が一体となって結びつき，看護の技（arts）をつくり上げるという視点から看護論を構築している．そして，人間を，患者を，治療を，看護を見つめ，看護の原理論を提示している．看護とは，患者が生きるように援助することであり，1つの芸術（an art）であり，それは経験と科学的な，系統だった学習を必要とするものととらえている．まさに，看護が医学とは異なる独自の責任範囲をもつ実践であることを示した近代看護の創始であったといえる．

❷ ナイチンゲールの看護理論の特徴

a —— 看護と環境との関連の重視

ナイチンゲールの看護モデルは，看護と環境との関連（**図3-1**）を中心として構築されている．これは，伝染病や非衛生的な環境などが生命を脅かしていた当時

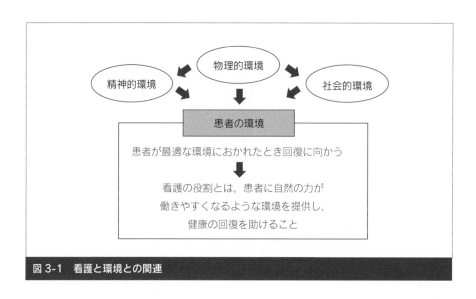

図3-1 看護と環境との関連

の時代背景が影響している.

ナイチンゲールは,病気ではなく,まず患者と患者を取り巻いている環境へ働きかけることの重要性を説いた.これは,ナイチンゲールが,人間を環境から影響を受ける存在としてとらえていることにつながる.つまり,環境から影響を受けている患者は最適な環境におかれたときに回復に向かうとして,看護と環境との関連の重要性を唱えている.そして,患者1人が病んでいるのではなく,その家族も病とともにあり,患者を含めた家族の環境調整の大切さも述べている[1].

また,ナイチンゲールは,「看護とは,新鮮な空気,陽光,暖かさ,清潔,静かさを適切に整え,これらを活かして用いること,また食事内容を適切に選択し適切に与えること—こういったことのすべてを,患者の生命力の消耗を最小にするよう整えること」[2]ととらえている.そして,看護がかかわる健康的な環境の要件(図3-2)に対して,以下の6つの看護の活動[3]が重要であるとしている.

1 換気—特に夜間における清浄な空気,そして暖気,涼気について配慮し,適切に加減すること
2 病室または病棟の健康を保つこと—光,そして床,壁,ベッド,寝具・器具などの清掃も含まれている.
3 患者および看護者自身の身体の清潔,安静,変化の豊かさ,共感,朗らかさなど
4 食事(食物と飲物)の管理と,時によってはその準備
5 回復を促すための手立て
6 患者を観察すること

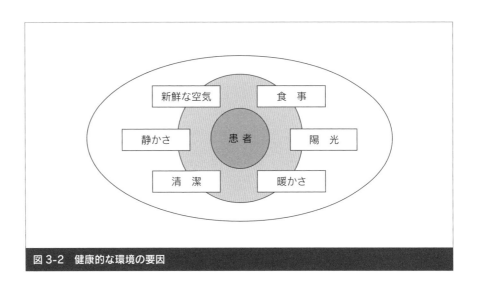

図 3-2　健康的な環境の要因

新鮮な空気，陽光，暖かさ，静かさ，これらすべては患者を看護し，その健康を回復させる場合にきわめて重要なものである．たとえば，患者にとって騒音とは音の大きさだけではなく，心を悩ませたりショックを与えたりする音である．患者の傍らでの会話やひそひそ話は，患者の神経をいらだたせるものである．看護者自身の言動が騒音にならないように行動することの大切さを示している[4]．

このように病院の環境にも注目し，病室での空間が限られていることや，新鮮な空気の不足，陽光の不足などの病院環境の要因が患者の健康に大きな影響を与えていることを指摘している．

またナイチンゲールは，ケアに大切なことは家族に安らぎと安楽を与えるものでなくてはならないとし，家庭は最も重要な生命単位であって，この生命を守り育てることこそ健康を維持するための最良の手段であるととらえている．そして人間の生活を家族単位としてとらえ，健康を左右するような生活の大部分は家庭で営まれ，家庭の主婦こそ人々の生活とその健康の要であるとしている[3]．このことを女性たちに働きかけ，訓練することで地域での健康問題の改善を説いている点もナイチンゲール理論の特徴である．

b —— 回復力―自然治癒力を引き出すことの重視

ナイチンゲールは，人間の健康の成立とは，環境と人間個体の相互関係にあるとしている．そして，人間個体と自然のかかわりを最良の状態におき，人間自身に備わっている自然治癒力，その力を引き出し強めていくことが看護の力であるとしている．回復過程では，患者の環境を整えることが，人間に働く自然治癒力を増強させ，回復に向かわせることになる[3]と述べている．

そのように，回復に適した環境を用意すれば，患者は自らの力を最大限に活用して回復に向かうとして，健康を単に元気であることだけでなく，人間として本来もっているどの力も十分に使い得る状態であり，人間の力を最大限に発揮して，身体的に良好な状態を維持することである[5]としている．

ナイチンゲールは，日常の生活の仕方が健康を守るうえでも病気から回復するうえでも大切であり，問われなければならないものであると強調している．そして，健康というものは人間1人ひとりの責任であり，かつ健康の法則に従いさえすれば誰でもそれを獲得できるとして，個人の責任も指摘している．

さらにナイチンゲールは，病気とは個体が損傷を受けている状態なのではなく，あくまでも一個の個体が回復に向かっている姿であり，健康を阻害してきたいろ

いろな条件からくる結果や影響を取り除こうとする自然の働きの過程である[6]と
している．そして病気そのものではなく，先述のようにまず患者と患者を取り巻
いている環境へ働きかけることが重要であり，健康は環境の諸要素をコントロー
ルし，病気を予防することによって維持されるという考え方を示している．

ナイチンゲールは，看護とは健康を回復・保持し，病気や傷を予防してそれを癒
そうとする自然の働きに対し，できる限り最良の状態に人間をおくことだと定義
づけている．すなわち，看護は患者の生命の消耗を最小にするよう，自然治癒力が
発揮できるように支えることで患者の回復過程を促進するのである．

❸ 理論の実践への活用

ナイチンゲールの看護理論を活用することによって，患者の環境に焦点を当てた
看護過程の展開が可能となる．環境調整は看護の基本技術であり，どのような健
康状態にある患者においても重要な看護援助である．

ナイチンゲールの看護理論において，看護は新鮮な空気，陽光，暖かさ，清潔，静か
さ，を保ち適切な食事を準備して，患者の自然治癒力が発揮できるよう患者を最
良の状態に保つ役割を担っていると示されている．すなわち，ナイチンゲールの
看護理論の実践での活用は，患者を取り巻くすべての環境が看護の焦点となる．
そして患者に影響を及ぼす環境要因や環境に対する患者の反応を観察し，アセス
メントし，環境を調整する看護過程を展開していくことが可能となる．

環境調整のための視点として大きく3つに分けてとらえることができる．

1つ目は，患者の生活空間を形成している物的環境である．物的環境には，生活空
間を構成するさまざまな要素が挙げられる．温度・湿度・通風・換気などの気候
の調整，採光・照明の工夫，騒音やにおい対策，空気の清浄化などが重要な物的環
境の調整となる．そして食事や排泄，清潔，睡眠，休息などのための環境調整も重
要であり，生活者としての患者を見据えての支援が求められる．

2つ目は，患者の精神的環境である．看護者として患者にストレスや不安，恐怖，
喪失感などの精神的揺れをもたらす環境など，精神面に影響を与える環境を調整
していく必要がある．病気の受け止め方や生活背景の異なる対象の抱く感情は多
様である．個の特性に配慮して患者の抱くストレスや精神的揺れをアセスメント
し，ストレス対処や感情表出ができたり，安心・安楽がもたらされたりするよう
に患者の精神面を支える環境調整を行っていくことが重要である．

3つ目は，社会的環境である．重要な視点として対人的環境が挙げられる．患者は家族や職場の仲間や友人，近隣地域の人々，さらには医療専門職とのつながりをもちながら病状管理や治療に取り組み，病気を乗り越えていく．患者の健康回復の大きな精神的支えとなる対人関係は重要な環境要素であり，良好な人間関係の形成・保持を支援していくことが重要となる．また病院や施設など，複数の患者が同じ病室で療養生活を送る場においては，プライバシーの保持も重要な環境調整としてとらえておく必要がある．

さらに，患者の多くは経済状況の不安や職業継続など，病気に起因したさまざまな社会生活上の悩みを抱えている．このような患者の社会復帰に向けて，社会資源の有効な活用など，ケアマネジメントがなされる環境調整も重要である．そして，患者が社会の一員として職場や家庭などで役割遂行していけるような環境調整も大切にしたい視点である．

患者の病態の特徴やこれまでの日常生活をふまえた環境調整への支援を行うことは，患者のQOL（quality of life；生活の質）の向上につながり，まさにナイチンゲール理論を実践に活用することの強みである．患者を取り巻くさまざまな環境への感性を高め，観察し，アセスメントし，看護計画を立て，看護援助を行うことで生活者としての患者と環境との相互作用，そして健康と環境とのつながりが見えてくるはずである．

2. ヘンダーソン

❶ 看護における意味

ヘンダーソン（Henderson V）が看護の定義を提唱したのは，科学的な医療の発展によって，さまざまな新しい職種が誕生し，看護の独自の機能が問われ，看護とは何かを巡っての議論が沸騰した時代（1955年）である．この頃，看護の教科書の改訂にあたり，看護師免許制度について関心をもっていたヘンダーソンは，自分の考える看護の独自の機能を明確にする必要性から看護の定義を提唱している．著書『看護の基本となるもの』の中で，看護の独自の機能としての14の基本的ニーズに焦点を当てて，基本的看護を述べている[7]．すなわち，「人間は14の基本的ニーズを有しており，健康であれば14の基本的ニーズを自力で充足する存在である」とし，可能な限り自力で基本的ニーズを充足するよう援助することが，看護の独自の機能であると考えている．

❷ ヘンダーソンの看護理論の特徴

a —— 人間の自立性の強調

ヘンダーソンは, 健康を個人の自立の活力を基盤として成立するものとしている. 患者は病気のために, また患者の欲求や行動の自由を奪った生活を強いる保健医療のあり方のために, その自立性を阻まれている. このような状況の中で, 看護者は患者が生活者としての自立性を取り戻すように援助を行うことが重要であることを強調している.

b —— 体力, 意思力, 知識への注目

ヘンダーソンは, 人間とは自分の欲求を満たすための体力, 意思力と知識をもっている自立した存在であるととらえている. そして病気, 健康を問わず, 健康や健康の回復（あるいは平和な死）に資するような行動を, その人が必要なだけの体力, 意思力, 知識をもっていれば, 他者の援助を得なくても自分で行うことができる[9] と述べている. すなわち, 人間のもつ体力, 意思力, 知識に注目し, 自らそれらの力を発揮できるようにすることで, 自立に向かわせることができるととらえることができる. それがまさに看護の機能である.

c —— ニーズへの注目

ニーズという概念は, ヘンダーソンの看護理論の根幹をなしている. ヘンダーソンは, 人間を精神と肉体が一体となった存在であり, 基本的ニーズの充足に対する欲求をもつものであるととらえている.

「大部分の病院では患者は自分の欲求どおりに食べることはできない. 行動の自由も阻まれているし, プライバシーは侵害されている. また患者は愛する者たちと引き離され, 健康であった日々の娯楽のすべてを奪われ, 仕事も奪われる」[8].

このようにヘンダーソンは, 病院という状況においてさまざまなニーズが侵害されていることを述べている. 患者の自由な行動, 食事の選択, プライバシーといった患者のニーズに関心をもち, 14項目の基本的ニーズを抽出した. これらのニーズは人間が人間らしい生活を営むために必要なものであり, また, あらゆる人間に共通して必要なものでもある.

d —— 生活に根ざした援助の必要性の主張

人間は生活の中で健康の保持と回復のために「日常生活活動」を営んでいる. この日常生活活動は, その人の日常の生活のパターンを構成し支えるものであり,

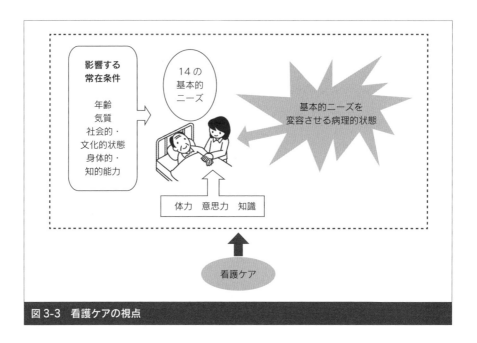

影響する
常在条件

年齢
気質
社会的・
文化的状態
身体的・
知的能力

14の
基本的
ニーズ

基本的ニーズを
変容させる病理的状態

体力 意思力 知識

看護ケア

図3-3 看護ケアの視点

その人固有のあり方で行われる.

看護とは,個人がその人固有のあり方で日常生活活動を行うのを援助することである.すなわち,看護者は,①基本的ニーズを充足する日常生活活動にかかわる基本的看護の構成因子(14の基本的ニーズ),②常時存在する条件で基本的ニーズに影響するもの,③基本的ニーズを変容させる病理的状態,という3つの視点から情報を収集し,基本的ニーズの充足・未充足の状態を査定し,基本的ニーズを充足するために必要な日常生活活動を援助していくのである(図3-3).看護者は患者の日常生活活動に着目し,生活を重視し,患者のベッドのそばにいることが重要なのである.ヘンダーソンは,その中での創造的な働きに看護の独自の機能を見出している.

そして,基本的ニーズは,人間の共通のニーズであるが,人はそれぞれ考え方や生活様式が異なるので,人によってニーズがどのようにして満たされるかは異なる.それゆえその人固有の考え方,生活様式を尊重したかかわりの重要性を唱えている.

ヘンダーソンは生活に根ざした援助の必要性を主張し,人間の基本的ニーズに基づく14の看護ケアの構成要素を抽出している(表3-1).看護者は,これらの構成要素から患者各人の要素を一時的また長期的に見積もり,各人の体力,意思力,知識の不足を査定して援助し,さらにはセルフケアへと促す.

表 3-1　基本的ニーズにもとづく 14 の看護ケア

1. 患者の呼吸を助ける.
2. 患者の飲食を助ける.
3. 患者の排泄を助ける.
4. 歩行時および坐位，臥位に際して患者が望ましい姿勢を保持するよう助ける. また患者がひとつの体位からほかの体位へと身体を動かすのを助ける.
5. 患者の休憩と睡眠を助ける.
6. 患者が衣服を選択し，着たり脱いだりするのを助ける.
7. 患者が体温を正常範囲内に保つのを助ける.
8. 患者が身体を清潔に保ち，身だしなみよく，また皮膚を保護するのを助ける.
9. 患者が環境の危険を避けるのを助ける. また感染や暴力など，特定の患者がもたらすかもしれない危険から他の者を守る.
10. 患者が他者に意思を伝達し，自分の欲求や気持を表現するのを助ける.
11. 患者が自分の信仰を実践する，あるいは自分の善悪の考え方に従って行動するのを助ける.
12. 患者の生産的な活動あるいは職業を助ける.
13. 患者のレクリエーション活動を助ける.
14. 患者が学習するのを助ける.

Henderson V. 看護の基本となるもの. 湯槇ます，小玉香津子訳. 東京：日本看護協会出版会；2016. p.33-4

e —— 自立度に応じた患者-看護者関係

ヘンダーソンは，非常に依存的な関係から全く自立した関係までの患者-看護者関係を 3 つのレベルから述べている.

・体力，意思力，あるいは知識の不足のために，自分の完全性や自立性を保持できない状態にある患者に対して，看護者は足りないところの代わりを行う者として存在する.
・自分自身の力で自らを取り戻し，再獲得しようとする患者に対しては，看護者は患者の頑張りを手助けする存在となる.
・体力，意思力，あるいは知識をもつ自立した患者に対しては，看護者はともに計画し行動するパートナーとして存在する.

ヘンダーソンは「その人が必要なだけの体力と意思力と知識とをもっていれば，それらの行動は他者の援助を得なくても可能であろう. この援助は，その人ができるだけ早く自立できるようにしむけるやり方で行う」[9] と述べている. 看護者は患者の体力，意思力，知識の視点からその人のもつ自立度を見極め，自立の状態にもっていくよう援助することが看護独自の機能であるととらえることができる.

❸ 理論の実践への活用

ヘンダーソンの看護理論における看護ケアは，基本的ニーズを根拠として成立している．人間の基本的ニーズとは，人間が生活の中で，健康の保持と回復のために行う諸活動，すなわち日常生活活動の起源となるものである．

ヘンダーソンは，「看護師の独自の機能は，病人であれ健康人であれ各人が，健康あるいは健康の回復（あるいは平和な死）に資するような行動をするのを援助することである」[9]としている．それゆえ，ヘンダーソンの理論を活用することによってあらゆる健康レベルの人を対象として，日常生活活動の視点ともなる基本的ニーズ充足への支援が可能となる．すなわち，先に述べた14の基本的ニーズから，その人に必要な基本的看護を以下の視点に沿って導き出すことができる．

まず，その人の現在の14の基本的ニーズの充足状態と，充足・未充足の状態をもたらしている常在条件と病理的状態について情報収集し，それに基づいて判断する．それらを明らかにした後，原因を明確化し，基本的ニーズの充足のための基本的看護を抽出していく．これがその人の個別の支援となる．その後，その人に必要な基本的看護をもとに，具体的援助計画を立案し，実施する．そして実施した看護を評価し次の実践に活かす．このように，ヘンダーソンの看護理論を活用することにより，基本的ニーズのアセスメントから援助計画，実践までを行うことが可能となる．

またヘンダーソンは，看護者の姿勢として，「優れた看護師は，患者の皮膚の内側に入り込むことで，患者と一体感を感じることができる」[10]と述べている．「皮膚の内側に入り込む」とは，患者の言葉の内外に含まれる気持ちや考えを，患者の表現や行動などを通して深くとらえるための看護師の感性を示したものである．

患者のもつ基本的ニーズは，1人ひとり異なるものである．それゆえ，看護者として患者の「皮膚の内側に入り込む」感性を駆使し，患者個々のあり様を理解しながら，"その人らしさ"を支えるニーズ充足への支援を行っていくことが可能になるのではないだろうか．

3. オレム

❶ 看護における意味

1950年代より, オレム (Orem DE) は看護者の独自な機能や役割の探究をもとに看護の概念化を試みている (**図3-4**). オレムの看護理論は, 他の学問領域の理論を基盤として発展してきたというよりも, 実践の中から看護者の経験の探索によって発展してきたものであり, 実際に看護理論は同僚と共同で発展させてきた.

オレムはセルフケアという考え方に注目し, これを中心として看護理論を構築している. セルフケアとは, 個人が自分自身の生命, 健康および安寧を維持するために自らが行う活動・実践を指す. すなわち, 日常生活の中で自分自身が自分の身の回りのことを行うことにかかわる実践活動をいう. セルフケアは, 健康にとって基本的なものであり, 年齢・性別・文化・健康状態にかかわりなく各個人に必要とされる事柄である.

人間には, このセルフケアを行う能力が備わっている. セルフケア能力には, セルフケアにかかわる知識や技術, セルフケアへの動機づけ, セルフケアを維持してい

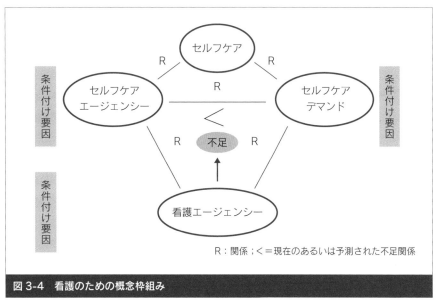

図 3-4　看護のための概念枠組み

George JB. 看護理論集—より高度な看護実践のために. 南裕子, 野嶋佐由美, 近藤房恵訳. 東京：日本看護協会出版会；2006. p.106.

くエネルギー，セルフケアの方向づけなどがある．この能力は個人の発達や状況，社会文化的要因，健康，資源によって規定される．看護者は患者がセルフケアのための日常的ニーズを満たし，病気管理に理解をもって参加することができるように援助を行い，日常生活の調整などの実践やセルフケア能力を開発するために学ぶことを支援する．このように，看護とは実践と教育にかかわる技術である．

❷ オレムの看護理論の特徴

a ── セルフケアへの着目

セルフケアの概念は，オレムの看護理論の中心をなし，人間像の基盤となるものである．セルフケアとは，「人が生命や健康，そして幸福を維持していくうえで自分のために活動を起こし，やり遂げること」[11]である．すなわち個人が自らの健康により大きな責任をもち，自分の生命・健康・安寧・良好な状態を目指して，自らの判断に基づき自らの能力を駆使して主体的にとる行動である．オレムは，患者のセルフケアの逸脱の範囲に着目することによって，看護システムを提唱し，種々の健康レベルの人間に対して適用できる理論を構築している．

b ── セルフケア理論

人間は，自分自身のために，自分の健康と福祉を向上させるためにセルフケアを行っている．オレムは，人がセルフケアをするために行わなければならない活動として，次のような3つの要件を示している[12]．

1) 普遍的セルフケア要件
ライフサイクルのあらゆる段階のすべての人間に共通にみられるもので，年齢，発達状態，環境およびその他の要因によって変化する．この要件は，生命過程，人間の構造・機能の統合性の維持，ならびに一般的な安寧に関連して起こる．

2) 発達的セルフケア要件
人間の成長・発達過程，ライフサイクルのさまざまな段階で生じる状態や出来事（たとえば早産,妊娠），および発達を阻害する出来事に関連して起こる．

3) 健康逸脱に対するセルフケア要件
遺伝的・体質的欠損や構造的・機能的逸脱とその影響，および医学的診断や治療とその影響に関連して起こる．適切な医療の確保，疾病のコントロール，病気とともに生活することなど，病気になったり，医学的な治療やケアを要したりするようなときに必要とされるセルフケア要件である．

c ── セルフケア不足の理論

セルフケアを自分で遂行することが不可能になったときにどのような状態が生じるのかを示したものが，セルフケア不足の理論である．

病気やけがなどに際しては，あらゆる能力を動員してセルフケアを行おうとする要求，すなわち治療的セルフケアデマンドが生じる．この治療的セルフケアデマンドが人間のもつセルフケア能力，つまり自分自身のケアのために行動を起こす能力（セルフケアエージェンシー）より大きいとき，セルフケアを自分で遂行できなくなり，セルフケア不足の状態が生じる．この状態が生じたときに看護が必要となる．

看護援助は，患者がセルフケアを実践することを援助する際に必要とされる複合的能力である看護エージェンシーを駆使して行われる．これは看護専門領域における特定の教育を通じて獲得されるものである（**図 3-5**）．

d ── 看護システム理論

看護システムの理論は，患者のセルフケア能力と治療的セルフケアデマンドの間のギャップ，すなわちセルフケアの欠如を満たすための，患者と看護者の関係を示したものである．看護者は行為の代行，指導支援，支持，環境の提供などの方法で，患者が自身のセルフケアの維持や修正ができるように援助する．オレムは，基本的看護システムとして，**図 3-6** に示す 3 つのタイプを次のように明らかにしている[13]．

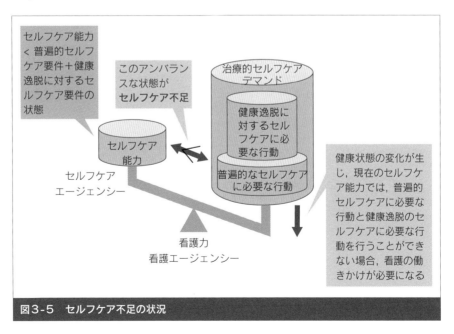

図3-5 セルフケア不足の状況

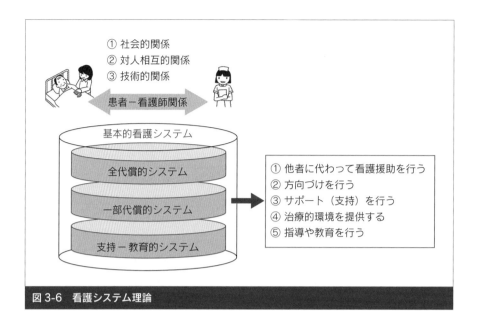

① 社会的関係
② 対人相互的関係
③ 技術的関係

患者－看護師関係

基本的看護システム

全代償的システム

一部代償的システム

支持－教育的システム

① 他者に代わって看護援助を行う
② 方向づけを行う
③ サポート（支持）を行う
④ 治療的環境を提供する
⑤ 指導や教育を行う

図 3-6　看護システム理論

1) 全代償的システム

自主的かつ制御された歩行と，手の運動を必要とするセルフケア行為を遂行できない場合，あるいはそのような行為を禁止する医師の処方がある場合，看護者は患者を支持・保護し，患者に代わって行為を行う．

2) 一部代償的システム

看護者と患者双方がケア方策を遂行したり，手の運動や歩行を含む他の行為を遂行する．患者のセルフケア制限を補い，必要に応じて患者を支援する．ケア方策を遂行する責任の分配は，患者の実際上の制限または医師の処方による制限，必要とされる知識や技能，特定の活動を遂行したり遂行の仕方を学習したりすることに対する，患者の心の準備によって異なる．

3) 支持－教育的システム

患者が治療的ケアで必要な方策を遂行する能力をもち，あるいは遂行の仕方を学習することができ，また学習しなければならないが援助なしにはそれができない場合に，看護者は助言的な役割を果たし，患者を援助する．意思決定や行動のコントロール，知識や技能の習得へのニーズをもつ患者に対して支持，方向づけ，発達促進的環境の提供，および教育に対する援助を行う．

e —— 患者と看護者の契約関係

オレムは，患者を「self」，看護者を「another self」ととらえ，自己と他者の間に明確な境界線を示し，二者の契約関係を重視している．こうした社会的契約の概

念を前提とすることで，社会システムの中でヒューマンサービスとしての看護の機能と役割を明確にし，看護行為の境界を明確に示している．ただし，社会的契約の視点が一般的でない日本社会でこの理論を適用する際には，ある限界や困難が存在すると考えられる．

❸ 理論の実践への活用

オレムのセルフケア理論において，「セルフ」とは身体面だけでなく心理面や精神面のニーズを含めた「統合体としての人」ととらえられている．「ケア」とは，人が生命を維持し自分にとって正常な生活習慣をつくり上げる「活動全体」とされる．先にも述べたが，セルフケアとは個人が自らの健康により大きな責任をもち，自分の生命・健康・安寧・良好な状態を目指して，自らの判断に基づいて自らの能力を駆使して主体的にとる行動といえる．

オレムのセルフケア理論では，自己決定や主体的な行動が尊重されており，慢性疾患をもつ患者・家族への看護においては，患者のセルフケアの達成を支援することが主要な課題となるため，特にこの理論を活用することは有意義であると考えられる．セルフケア不足が生じている患者に対して，看護者はセルフケア不足を補うよう援助する必要があり，患者と看護者の達成すべき目標が明確になる．

オレムのセルフケア理論では，患者の普遍的セルフケア，発達的セルフケア，健康逸脱に対するセルフケアについて患者の意思を確認し，看護援助（直接看護，環境調整，指導，管理など）の方向性や患者への情報提供の必要性を明確にして，それぞれの視点でアセスメントを行い，看護援助を考えていく．

普遍的セルフケア要件では，以下の7つの行動領域[14]でアセスメントし，不足しているセルフケア行動について看護援助を行っていく．

1）十分な空気・水分摂取の維持
生きていくために重要な水，空気を快適に保つための行動

2）十分な食事摂取の維持
栄養状態や規則正しい食生活の維持．食事の準備，献立，外食の調整などの食事にかかわる行動

3）排泄過程，排泄，清潔に関連した生活行動
入浴，排泄などの衛生管理，衛生習慣を促進するなどの排泄や清潔にかかわる行動

4) 活動と休息のバランスの維持

規則正しい生活リズムを守る,十分な睡眠や適度な運動を促す,くつろげる時間を
つくるなどの活動と休息にかかわる行動

5) 孤立と社会的相互作用のバランスの維持

プライバシーを守り,1人で考える場所を確保したり,時間をもったり,近隣や親
族と付き合いをするなどの行動

6) 生命,機能,安寧に対する危険の予防

病気予防のための行動や,病気になったときの対処,定期検診や体力づくりなどの
保健予防活動や病気管理などで病気に備えるなどの予防行動

7) 正常性の促進

何らかの問題に直面しても普通の生活を維持しようとする.たとえば仕事との折
り合いをつけるように生活を調整する,役割を調整する,周囲に病気を知られな
いようにするなど,問題に柔軟に対応して普通の生活が営めるような行動

オレムのセルフケア理論を活用することにより,看護が重視する生活の側面に注
目することが可能となる.そして患者個々の生活行動に目を向け,患者のもつ能
力を見極めながら,患者の主体性を尊重した主体的な生活行動を支援していくこ
とができる.

4. ペプロウ

❶ 看護における意味

1952年に『人間関係の看護論』を出版したペプロウ(Peplau HE)の看護理論は,
看護を対人的なプロセスであるとし,看護の目的をパーソナリティの前進を助長
することと定義している.そして,患者−看護者関係のプロセスを明らかにする
ことによって,看護者が患者のパーソナリティの前進のためにとるべき役割を明
示している.

このようなペプロウの対人関係に焦点を当てた看護理論には,他の学問領域の理
論,たとえば精神分析理論からの視点,対人関係理論,パーソナリティの発達理
論,動機づけ理論,ニーズ論,社会的学習理論などからの影響がみられる.ペプロ

ウの看護理論構築には，フロム－ライヒマン（Fromm-Reichman F）やサリヴァン（Sullivan HS）らの対人関係論や象徴的相互作用論からの影響も強くみられる[15]．

マズロー（Maslow AH）のニーズ論からの影響も強く，ペプロウは人間の行動は常にニーズの充足に向けられているとし，患者はニーズを感じ，専門的な援助を求めている存在であるととらえている[15]．そのうえで，パーソナリティの前進，成長を看護の目的とし，患者－看護者関係の中にパーソナリティの発達理論のプロセスを取り入れている．精神分析の理論や社会的学習理論はその援助方法に具体的に取り入れられている．

以上のように，ペプロウの看護理論は，自らの精神科看護における経験を基盤にしながら発展した看護理論であるが，対人関係の看護理論としてすべての看護領域で認められ適用されている．このように看護に対人関係理論を導入した意義は大きく，これは現在でも看護の根幹となる看護理論の1つとして位置づけられている．

❷ ペプローの看護理論の特徴

a —— パーソナリティの成熟への注目

ペプロウは，健康をパーソナリティの前進的な成熟として位置づけ，人間的交流や対人関係のプロセスの中で増進されるものととらえている．そして「看護とは，創造的，建設的，生産的，個人的な生活や地域における社会生活を営むためのパーソナリティの発展を助長することを目的とした教育的手段であり，成熟を促す力である」[16]と述べている．すなわち，ペプロウの看護における第一義の目的は，地域で社会生活を営む人々の，パーソナリティの成熟を促すことであるととらえることができる．

人間は成長・発達する存在である．看護の力はまさに患者自身が自らの問題解決に向けて取り組むことができるようにかかわることである．そのかかわりを通して患者は学習し，人間として成長し，自身のパーソナリティの成熟を成し遂げていくものであるとしている点が，ペプロウの看護理論の1つの特徴である．

b —— 患者－看護者関係における治療的な対人的プロセス

ペプロウは，「看護とは，有意義な，治療的な，対人的プロセスである」[17]と述べている．このプロセスは患者と看護者の共通目標によって方向づけられ，連続的な働きかけが求められる．このプロセスの中で患者と看護者はともに学び成長していく．ペプロウのいう治療的な患者－看護者関係には次の4つの局面[18]が含まれ

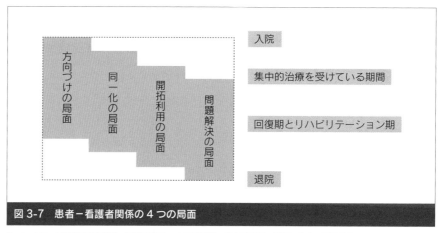

図3-7　患者−看護者関係の4つの局面

Peplau HE. 人間関係の看護論. 稲田八重子, 小林冨美栄, 武山満智子, 他訳. 東京：医学書院；1973. p.22

ている（図3-7）.

1）方向づけ

患者が自分の抱えている問題を明確化して，どのような援助をどの程度必要かを認識し理解する局面である. 患者は，保健上の問題に対する切実なニーズをもち，それに対する有効な専門的援助を求めるようになる. 問題についての方向づけを得ることによってニーズや感情が表現されるようになる.

2）同一化

患者が自分のニーズに応えてくれそうな人を選んで反応するようになる局面である. 患者は援助者の象徴である看護者と同一化することによって，切実なニーズや重くのしかかる問題に対処できるようになる. ペプロウは，この方向づけと同一化の局面は，乳幼児時期あるいはパーソナリティ形成の初期の段階に本質的に似ていると述べている.

3）開拓利用

患者がその場の状況における人間関係を認識でき，理解できる看護者と同一化するようになり，自分に与えられるサービスを十分に利用する局面である. 患者は，依存したいニーズと回復期のように独立したいニーズとの間のバランスが揺れ動き，相反する感情を葛藤として経験する.

4）問題解決

もっていたニーズが十分に満たされると，患者は看護サービスを活用している間に明らかになってきた新しい目標に自分の願望を合わせるようになる局面であ

る. 患者は援助者との同一化から抜け出し, 一人立ちできる能力を身につけ, それを強めていくようになる.

この4つの局面は, 1つの局面を超えると次の局面に進むという規則的なものではない. 患者−看護者関係の中で重なり合いながら4つの局面をたどっていくものである. ペプロウの看護理論において, 看護者としてこの4つの局面の対人的プロセスを理解して看護を展開することで, 患者も自らの病気体験を学びとして受け止め成長していくといえる.

c ── 患者−看護者関係で看護者が果たす役割

ペプロウは, 患者−看護者関係の諸局面で看護者が果たす役割として, 次の6つの役割[19] を提示している.

1) 未知の人の役割

初対面の患者をあるがままに受け入れ, 精神面で正常な人であるという基盤に立って接し, 尊敬と関心を示す.

2) 情報提供者の役割

患者が自らの問題や新しい状況を理解するために役立つ, 特定の必要な情報を提供する.

3) 教育的役割

体験による学習を通して患者の困難な問題に取り組む姿勢を育てる.

4) リーダーシップ的役割

人間の尊厳と価値に対する尊重の態度をもった民主的なリーダーシップをとる. 看護計画立案などへの患者の積極的な参加を促し, 協力関係を形成しながら問題解決できるように援助する.

5) 代理人の役割

看護者の言動が患者にある人を思い起こさせ, 患者が以前の関係において体験した感情を再現させる. 代理人の役割は患者の心理的ニーズによって決められ, 患者が看護者と重ねてみている他者との類似点と相違点に気づくことができるように援助する.

6) カウンセラーの役割

患者が今の場面で自分に何が起こっているかを十分理解し, 記憶できるように援

助する. そうすれば, その体験は人生における他の体験から分離されることなく, それらの体験の中へ統合されていく.

患者と看護者は, 方向づけ→同一化→開拓利用→問題解決の諸局面をたどりながら関係を形成している. 看護者は患者－看護者関係の諸局面に応じて, 専門職としての果たす役割を使い分けながら看護を展開する. たとえば, 方向づけの初期の局面では未知の人の役割を, その後母親の代理人としての役割をとる. 同一化, 開拓利用の局面ではカウンセラーや情報提供者, リーダー, 時には代理人としての役割など, 関係の局面に応じてさまざまな役割が求められる.

d —— 患者－看護者関係の変容

ペプロウの看護論では, 看護を対人的なプロセスであると定義し, 患者－看護者関係のプロセスを示している（**図3-8**）. その対人的なプロセスは, 問題解決志向のプロセスである. 特に患者の成長に焦点を当てたプロセスであり, 患者が看護者の存在に気づき依存していく段階から, 自分自身を立て直し自立していくまでを示

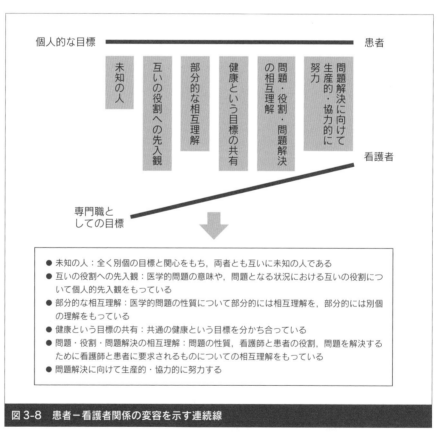

図3-8 患者－看護者関係の変容を示す連続線

Peplau HE. 人間関係の看護論. 稲田八重子, 小林冨美栄, 武山満智子, 他訳. 東京：医学書院；1973. p.9 を参考に作成

したプロセスである．この点がペプロウの看護理論の独自性であるといえよう．

さらに，看護の目的を患者の成長を促すことであると定義し，その患者の成長を促す看護者の役割の多様性と場面に応じて柔軟に役割を変更したり，組み合わせたりして遂行していくことの必要性を強調している．これらの視点もペプロウの看護理論の特徴といえる．

e —— 精神力動的看護

ペプロウの看護理論において，看護とは創造的，建設的，生産的，個人的な生活や，地域における社会生活を営むためのパーソナリティの成熟と，現在とは異なった他の方向に発展するように，対人的プロセスを通して支援することである．そしてペプロウは，自分自身の行動を理解することができ，他人の切実な問題を明確にすることを援助でき，またあらゆるレベルの経験において起こる問題に対し人間関係の諸原理を運用できることを看護の役割としている[20]．これらを精神力動的看護と述べ，ペプロウが重視している視点である．

また患者は病気という体験を通して看護者から学び，成長を遂げ，同時に看護者も患者をケアすることから学び成長する．すなわち，患者と看護者の関係そのものが援助になる．看護はまさに連続的，目的志向的性質をもつものであり，患者が病気を学習体験として受け入れられるようにかかわることを重視している点もペプロウの精神力動的看護の特徴である．

f —— 他の医療従事者と協働する中で発展する看護の独自性

ペプロウは，「看護師は他の保健医療従事者とともに，健康を確保するための方策や計画を立てる責任を分担している」[20]と述べている．看護はまさに他職種との協働関係の中で展開されるととらえることができる．すなわち，保健医療福祉のチームメンバーとともに協働する中で，社会生活を営む個人のパーソナリティの成熟を促すという看護の独自性を発揮することが可能となる．

❸ 理論の実践への活用

ペプロウの看護理論における患者−看護者関係は，単なる対人関係ではなく，治療的な対人関係である．そして精神力動的な看護を特徴としており，まさに患者と看護者の信頼関係の形成そのものが治療となり，看護となるととらえることができる．

ペプロウの治療的な対人的プロセスである患者－看護者関係を用いることにより，患者が健康問題を解決することを助け，パーソナリティの成熟を促す看護援助が可能となる．すなわち，信頼関係を形成しながら患者の問題解決能力を引き出していくために，①方向づけ，②同一化，③開拓利用，④問題解決の局面において情報収集とアセスメントを行い，問題の明確化，看護計画立案，実施，評価という看護過程を展開していく．

たとえば，方向づけの局面では患者と看護者が互いに未知の人として出会う段階として患者のありのままを受け入れ，初対面の人に向けられる尊敬や積極的な関心を示す．受容的・共感的態度でかかわることで患者は自分自身のことを理解し，どのような健康問題をもっているか方向づけることができるようになる．

次いで，同一化の局面では患者は自分のニーズに応えてくれそうな看護者を選び反応するようになるため，患者が看護者との関係を有意義に活用できるよう援助していく．具体的には，看護者として患者が自らの感情を自由に表現でき相互の理解が深まるよう，無条件の愛を注ぐ母親のように代理人としてかかわる．ここで同一化が起こり，そこから開拓利用に進むために，カウンセラーとして，またニーズに応じた情報提供者としてかかわるようにする．

そして開拓利用の局面では患者が自分の問題を聞いてもらったり，問題解決のために有益な人を選び開拓利用するようになる．たとえば患者が自主的に自分の健康問題に取り組んでいけるように，看護者はリーダーシップをとりながら患者への教育的かかわりを行っていく．ここでは依存から自立に向けての支援が重要となるため，患者の自立を目指した力の育成を行っていく．

最後の問題解決の局面では，患者は看護者から自立できる能力を身につけ，それを強化するようになる．たとえば症状コントロールや日常生活管理など，生活や病気に対して自己管理ができるよう，具体的な知識・技術を教えるなどの教育的なかかわりを行う．また自己管理できるという自信がもてるようにかかわる．自分で解決できない場合は，他者の援助を求めながら問題解決を図っていけるような方策をともに考える．自信をもって自己管理できることで，患者は次第に看護者から自立した存在として社会生活を送ることができるようになる．

以上のように，ペプロウの看護理論を活用することにより，治療的な対人関係を基盤とした患者－看護者関係を築く中で，看護者が果たす6つの役割を駆使しながら患者の健康問題の解決に向けたかかわりが可能となる．そして患者との関係を振り返り，どのような役割が看護者として求められているのかを考える看護援

助の方向性についての示唆を得ることができる.

5. トラベルビー

❶ 看護における意味

トラベルビー（Travelbee J）の看護理論は,『夜と霧』の著者であるフランクル（Frankl VE）の実存主義の考え方に影響を受けたことに基づいている[21]. フランクルは, 第二次世界大戦中の強制収容所での自身の体験を通じて実存的な考え方を発展させていった人物である.

人間は未来を信じ, 人間としての価値を実存し生きているのであって, もし人間が未来を失うとその拠り所をなくし内的に崩壊してしまう. トラベルビーは, その人独自の未来や価値の実現に注目し,「患者はまさに自身の生きる意味に直面させられており, 生きる意味の新たな方向を見出そうとしている」[22]と述べている. トラベルビーの看護理論は, 人間を個別に理解していこうとする実存主義的な考え方をその理論的な前提にしている.

トラベルビーは, 1966年に最初の著書『Interpersonal Aspects of Nursing（人間対人間の看護）』を出版した. この理論で提唱されている, 人間を個別にとらえようとする姿勢や, 相矛盾する側面をも含めて人間を多面的に理解しようとする試みは, 日々の看護活動の根本となるものである. 看護の1つの普遍的な視点を示す看護論であるといえる.

❷ トラベルビーの看護理論の特徴

a —— 人間対人間の相互作用への注目

トラベルビーの看護理論は, 人間対人間の相互作用に注目し, プロセスとしてとらえている. この考えは, トラベルビーが修士課程の際の教師であり,「看護師は患者の苦痛を未然に防いだり, 軽減できるようにする責任がある」[22]と述べ, 看護師と患者は双方とも互いに影響し合うことを論じたオーランド（Orland IJ）の影響も受けたといわれている.

「人間対人間」という言葉を自身の理論の中心におき, 看護師の1人の人間としての体験に焦点を当てて論じている. そして, 人間対人間の関係はよいものであり, 援

助的であり，病人のニーズはいつも，無条件に満たされるものであるとしている．

b —— 独自の存在としての人間の理解の重視

実存主義的考え方を理論的な基盤として展開しているトラベルビーの看護理論において，「人間」のとらえ方も実存主義的背景をもっている．トラベルビーは，人間は独自的でかけがえのない個人であり，この世界において1度だけの存在，すなわち，かつて存在した，あるいはこれから存在するであろうどんな人とも，似てはいても同じではありえない存在である[23]と人間の独自性を強調し，取り替えのきかない存在者としてとらえている．

また，トラベルビーは人間である看護師が，ケアの受け手である人間を知るためには，その人の独自性と出逢い，その人の独自性を知覚し，その人の独自性に反応し，その人の独自性を尊重しなければならないとしている．このためには，他人に専心できなければならず，感受性が鋭敏でなければならないことも示している．"患者"というレッテルに隠された人間を知覚する能力，新鮮な目をもってみる能力の必要性を強調している．

理論の中で患者という言葉を使用していないことも特徴の1つである．実際には患者というものは存在せず，存在するのは必要な援助を与えることができると考えられている他の人間からのケアやサービスや援助を求めている個人としての人間である[24]と述べている．患者という言葉は，ステレオタイプ化に基づいた考え方であると論じ，個人あるいは集団との間に起こる体験に注目した対人的過程である看護を展開する場合に，病む人である患者と看護する看護者という役割を割り当てる中でケアを提供することには限界があると主張している．

c —— 人間対人間の関係に基づく看護の展開

トラベルビーの看護理論において，看護は対人関係のプロセスであり，「看護の目的は，病気や困難な体験を予防したり，あるいは，それにたち向かうように，そして必要なときにはいつでも，それらの体験のなかに意味をみつけだすように，個人や家族，あるいは地域社会を援助すること」[25]と述べている．

すなわち，トラベルビーは看護を人間対人間の対人関係のプロセスであるととらえており，看護の目的をケアを受ける人が自分の体験の意味を見出すことを援助することとしており，これらがトラベルビーの看護理論の特徴といえる．人間対人間の関係は，看護という状況では看護の目的を成し遂げるための手段であると述べ，これをトラベルビーの看護モデルとして提唱している．ケアを受ける人が自分にとっての体験の意味を見出すことができるような人間対人間の関係のプロ

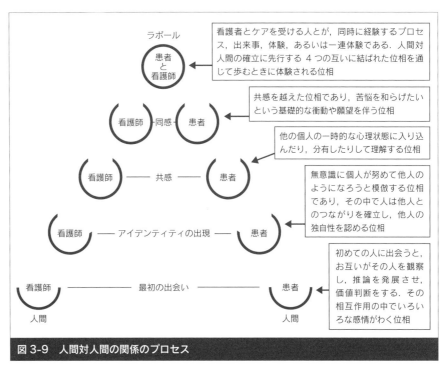

ラポール

患者
と
看護師

看護者とケアを受ける人とが，同時に経験するプロセ
ス，出来事，体験，あるいは一連体験である．人間対
人間の確立に先行する 4 つの互いに結ばれた位相を通
じて歩むときに体験される位相

看護師 ─同感─ 患者

共感を越えた位相であり，苦悩を和らげたい
という基礎的な衝動や願望を伴う位相

看護師 ── 共感 ── 患者

他の個人の一時的な心理状態に入り込
んだり，分有したりして理解する位相

看護師 ── アイデンティティの出現 ── 患者

無意識に個人が努めて他人の
ようになろうと模倣する位相
であり，その中で人は他人と
のつながりを確立し，他人の
独自性を認める位相

看護師 ───── 最初の出会い ───── 患者

人間   人間

初めての人に出会うと，
お互いがその人を観察
し，推論を発展させ，
価値判断をする．その
相互作用の中でいろい
ろな感情がわく位相

図 3-9　人間対人間の関係のプロセス

Tomey AM, Alligood MR. 看護理論家とその業績，第 3 版 . 都留伸子監訳 . 東京：医学書院；2004. p.429 の図に
一部加筆し改変(Tomey AM, Alligood MR. Nursing Theorists amd Their Work. 5th edition, Ⓒ Elsevier, 2002)

セスを，5 つの位相から示している **(図 3-9)** .

また，人間対人間の関係は「基本的に，看護師とその看護を受ける人とのあいだ
の，ひとつの体験あるいは一連の体験である．この体験の主要な特色は，個人（あ
るいは家族）の看護上のニードがみたされる，ということである」[26] としたうえで，
「専門実務看護師が目的的につくり，維持するものである」[26] としている．すなわ
ち，人間対人間の関係は看護師と看護を受ける人相互に意味のある体験であり，
両者がこの体験の結果としてニーズを満たすという視点が，この関係の特徴でも
ある．

人間対人間の関係は，看護という状況では看護の目的を成し遂げるための手段で
ある．そして看護師をその職業ゆえに人の危機的な状況に接することが多く，さ
らに身体についての専門的知識を有しているため，「病気の予防・健康の回復・
病気における意味の発見・最高の健康維持などのために，その知識を活用する能
力をもっている」[27] と説明している．

さらに，トラベルビーは看護師とケアを受ける人との人間対人間の関係の最終的
な段階をラポールと呼んだ．この段階に達したとき，両者が“看護者”“看護を受

ける人"の枠を超え，人間と人間として知り合うときに可能となるとした．看護師は病人を援助するのに必要な知識と技術をもち，また病人の独自性を知覚し，それに応え，その真価を認める能力をもつ[28]ことにより信頼関係を築くことができる，としているように，看護師と病人は人間対人間の関係をもち，病人は看護師への信任と信頼を示す．看護師のもっている病人を援助するための豊かな知識や経験は，病人をラポールの段階に導く助けとなる．

d ── 苦難の理解（図3-10）

トラベルビーは，看護師の独自の機能として病気や困難な体験を予防したり，それにたち向かい，自らの体験の中に意味を見出すことができるように，個人や家族，地域社会を援助することととらえている．トラベルビーの看護理論において患者の"苦難"の体験を理解することの重要性が示されている．

苦難とは，「強度・持続・深刻さの点で，さまざまに変わる体験」[29]とみなされ，基本的に「不快感情であり，それは単なる過渡的な心理的・身体的・精神的不快から，極度の苦悶そして苦悶の彼方の諸相，つまり絶望的な"無配慮（not-caring）"の悪性の位相・"無感動的無関心（apathetic indifference）"の終末的位相までにわたっている」[29]と定義される．

絶望的な無配慮は，援助もされず苦難がやむこともなく，身体的あるいは精神的に痛みを長い間強く受けるときに体験される．その段階を過ぎると"無感動的無関心"が起こる．"無感動的無関心"とは，誰も自分を助けることはできないし，助けないであろうと信じていることであり，対人関係の緊急事態であり直接介入の行為が要求される，と述べている．専門職としての看護師は，病人が絶望的な無配慮の位相に進む以前に介入し，援助することが重要であると論じている[30]．

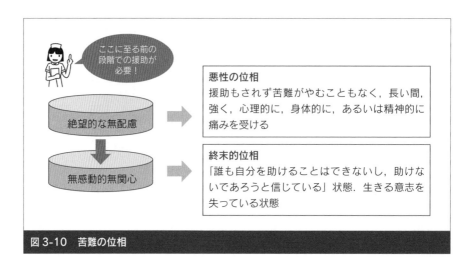

図3-10　苦難の位相

また，トラベルビーは「苦難と病気に対する反応」として，個人的で独自の体験であるうえ，ほとんどの反応は「どうして私に」という反応と「受容反応」あるいは「私にとって悪いはずはないじゃないか」という2つのタイプの反応がみられるとしている．そして「どうして私に」という反応においては非難，当惑，抑うつ，絶望，自己憐憫などの情緒的反応や行動が引き起こされる[31]．これらの反応は，人々の行動を観察することによって的確に推測されるものであり，病気や苦難の知覚についてとらえることの重要性を強調している．

e —— 希望への支援

トラベルビーは，希望という視点を重視している．希望とは「目標到達あるいは目標達成の欲望によって特徴づけられた精神状態であり，その目的とか目標は，欲望あるいは，探求することは得られるといったある程度の期待に結びついている」[32] と述べている．そして希望のおかげで分離・悲劇・失敗・倦怠・孤独・苦難などの困難で切迫した，状況にたち向かえるとしている．病人が病気や苦難の圧迫にたち向かうために希望を体験するよう，病人を援助することは看護師の役割であると論じ，希望への支援の重要性を主張している．

f —— コミュニケーションの重視

トラベルビーは，コミュニケーションを看護師が人間対人間の関係を確立するためのプロセスとみなしている．そして，看護師が相互作用しコミュニケーションする中での達成すべき3つの目標，すなわち，①人を知ること，②病人の看護上のニーズを確かめ満たすこと，③看護の目的を遂行すること，を提示している[33]．

看護師はこの目標を達成するため，自分自身と病人の間に伝達されていること（コミュニケーションの内容）について意識的でなければならない．つまり，目標達成のためには，看護師が，交換されたメッセージをお互いが理解しているかどうか，本当の意味で何がコミュニケーションされているのかについて知っていることが前提となる．このように，トラベルビーは看護におけるコミュニケーションの重要性を強調し，その著書の中で，コミュニケーションの技法やコミュニケーションの崩壊と歪曲の主な原因にまでふれて説明している．

❸ 理論の実践への活用

トラベルビーは，看護は対人関係のプロセスであり，人が病気や苦難の体験の中に何らかの意味を見出せるように援助することを看護の目的としている．そして看護における対人関係の意味や人間対人間の関係の確立のプロセス，関係性の確立において求められる知識，コミュニケーション技術，独自の存在としての人間の

理解の重要性などをその看護理論の中で具体的に示している.

健康についても，その人自身のとらえである「主観的健康」と，診察や検査等によって診断される「客観的健康」を区別して論じており，その人が自分の健康状態をどのように認識しているかといった，その人自身の病気体験としての病気のとらえや病気による苦悩を理解し，援助していくことの重要性が述べられている.

たとえば，胃がんが発見され手術目的で入院してきた患者で，看護師のケアについてクレームをつけたり，会話や検温にも応答しないときがあるなどの行動がみられるケースについて考えてみる．患者には家族の意向から病名が知らされていない．患者は突然病気を宣告され，手術の必要性が告げられたことから自らの病気を受け入れることができず，怒りや不安，孤独感，絶望感などの感情をもった苦難の真っただ中にいることが理解できる.

そうした患者に対して，看護師は否定的な感情をありのままに受け止め，共感し，感情の表出を促すなどの援助を行う．看護師として患者自身が病気，手術の苦悩の体験を自分なりに受け止め，たち向かっていけるよう援助していくことが重要となる．その援助を通して人間対人間の関係が確立され，この関係によって患者自身が病気や苦難の中に意味を見出していくことが可能になると考えられる.

以上の点からも，トラベルビーの看護理論を活用することにより，独自の存在として対象をとらえ，その人自身の病気体験を理解していくことの重要性を改めて認識し，看護実践に活かすことができる．そしてコミュニケーションを通して人間対人間の関係を確立し，その人が自らの病気や苦難の中に意味を見出していけるよう援助していくことが可能になる.

看護師－患者との関係のあり方，患者への対応の仕方など，対人関係を構築していくうえでの示唆が多く導かれているトラベルビーの看護理論は，看護実践において有用な理論として活用できるのだろう.

6. キング

❶ 看護における意味

キング（King IM）は，看護職が専門職として地位を確立し，科学的知識に基づいた

看護実践と看護の役割の拡大の重要性が唱えられるようになった時代背景の中，科学的知識を構築するために理論を活用できるとし，看護実践を理論へと体系化することに力を注いだ．その成果である著書『看護の理論化―人間の行動の普遍的概念』(1971年)，『キング看護理論』(1981年) では，人間を開放システムとしての社会に開かれた存在であるととらえ，「目標達成理論」を示している．この理論において看護実践の中での看護師と患者の相互作用に焦点を当て，「力動的相互作用システム」を提唱した．

看護の目標は，個々人が健康に到達し，それを保持したり回復するために個人ならびに集団を援助することであり，これが不可能な場合には，個々人を人間としての尊厳を保ちつつ，死に臨むことができるように援助することである[34]．

❷ キングの看護理論の特徴

a —— 力動的相互作用システム

目標達成理論の枠組みとなった力動的相互作用システム (図3-11) について，キングは看護の領域としての個人システム，個人間システム，社会システムを表して

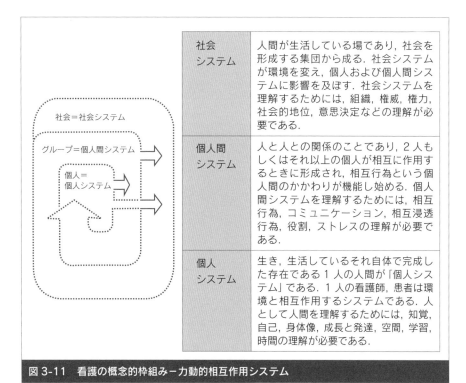

社会システム	人間が生活している場であり，社会を形成する集団から成る．社会システムが環境を変え，個人および個人間システムに影響を及ぼす．社会システムを理解するためには，組織，権威，権力，社会的地位，意思決定などの理解が必要である．
個人間システム	人と人との関係のことであり，2人もしくはそれ以上の個人が相互に作用するときに形成され，相互行為という個人間のかかわりが機能し始める．個人間システムを理解するためには，相互行為，コミュニケーション，相互浸透行為，役割，ストレスの理解が必要である．
個人システム	生き，生活しているそれ自体で完成した存在である1人の人間が「個人システム」である．1人の看護師，患者は環境と相互作用するシステムである．人として人間を理解するためには，知覚，自己，身体像，成長と発達，空間，学習，時間の理解が必要である．

図3-11　看護の概念的枠組み－力動的相互作用システム

George JB 編．看護理論集増補改訂版―より高度な看護実践のために．南裕子，野嶋佐由美，近藤房恵訳．東京：日本看護協会出版会；1998. p.210-15 を参考に作成

いる．これは，看護が個人の健康や集団のヘルスケアにかかわり，人間が環境との相互作用を営む，開かれたシステムであるという前提から導かれている．

すなわち，人間（個人システム）は，1つのシステムとして環境の中に存在する．各個人は，相互行為を通して二者関係や三者関係，その他の集団を形成し，そこには個人間システムが形成される．固有の価値や意図をもつ集団は目標をもった組織体を形成し，共同体や社会をつくり出す．その総体を社会システムと呼ぶ．社会システムは個人システムと個人間システムに影響を及ぼし，個人間システムは，個人システムに影響を及ぼす．

b ── 看護師と患者の相互行為による目標達成─目標達成理論

キングの目標達成理論は，それぞれの役割を機能させて，健康を維持するためにヘルスケアシステムの中で一緒に助け合っていこうとする2人の人間の間に形成されていく，個人間システムという考え方に基づいている[35]．特に個人間システムの看護師と患者の相互行為に焦点を当てている（**図3-12**）．

キングは目標達成理論において，看護を「看護師とクライエントの人間的な相互行為のプロセスであり，そのプロセスによって，各人は，他者とそのおかれている状況を知覚し，コミュニケーションを通して目標を設定し，手段を探求し，目標達成のための手段に合意することである」[36]と定義している．すなわち，相互行為のプロセスにおいて看護師と患者がどのように相互行為を行っていくかが，目標達成において重要な視点となる．

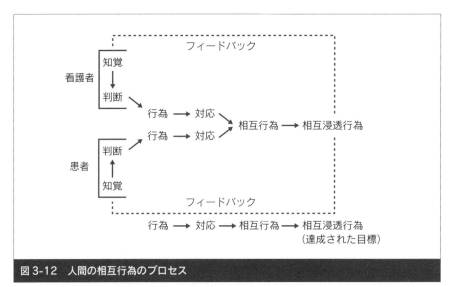

図3-12 人間の相互行為のプロセス

George JB 編．看護理論集 増補改訂版―より高度な看護実践のために．南裕子, 野嶋佐由美, 近藤房恵訳．東京：日本看護協会出版会；1998. p.216.

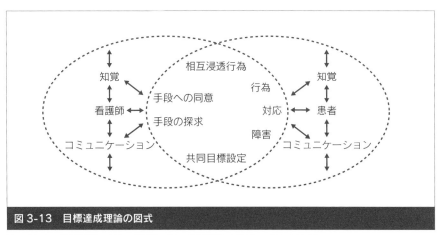

図 3-13　目標達成理論の図式

King IM. キング看護理論 . 杉森みど里訳 . 東京：医学書院；1985. p.194 より改変

目標達成理論では，二者間の相互行為には，①行為，②障害，③対応，④共同目標の設定，⑤手段の探求，⑥手段への同意の6つが必要であり，これらが相互行為の中に含まれると，相互浸透行為，すなわち目標達成ができる[37] (**図 3-13**)．

また，看護師の知覚（物事をどのようにとらえ，感じ，考えるか），患者の知覚はコミュニケーションに影響する．このコミュニケーションは，目標設定や手段の探求の合意など相互行為の過程にも影響するととらえている．

看護師は，患者が自身のもつ健康課題を正確に知覚できるように支援し，それを通して共同目標を設定・確認し，強化していく．常に患者の意向を尊重しながら目標達成の手段を探索し，両者がそれに同意し実施する．さらに目標達成結果をともに評価する．このプロセスでは常に豊かな相互のコミュニケーションが展開される．

なお，**図 3-14** の①〜⑧は，キングが目標達成理論においての命題として示したものである．

c —— システムとしての人間のとらえ

キングは，システムとしての人間である看護師と患者は同じ目標を定めるとともに努力を重ね，目標を達成（相互浸透行為）することで，患者だけでなく看護師自身も成長，発達していくとしている．

また，環境とやりとりする開かれたシステムとして個人をみるとき，何を手がかりにして理解したらよいのかについて，①知覚，②自己概念，③身体像，④成長・

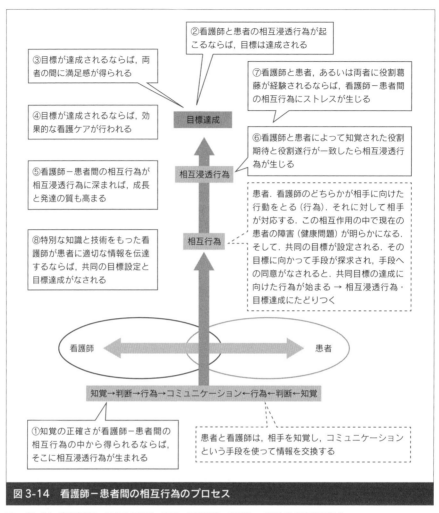

③目標が達成されるならば，両者の間に満足感が得られる

②看護師と患者の相互浸透行為が起こるならば，目標は達成される

⑦看護師と患者，あるいは両者に役割葛藤が経験されるならば，看護師−患者間の相互行為にストレスが生じる

④目標が達成されるならば，効果的な看護ケアが行われる

目標達成

⑥看護師と患者によって知覚された役割期待と役割遂行が一致したら相互浸透行為が生じる

⑤看護師−患者間の相互行為が相互浸透行為に深まれば，成長と発達の質も高まる

相互浸透行為

相互行為

患者，看護師のどちらかが相手に向けた行動をとる（行為）．それに対して相手が対応する．この相互作用の中で現在の患者の障害（健康問題）が明らかになる．そして，共同の目標が設定される．その目標に向かって手段が探求され，手段への同意がなされると，共同目標の達成に向けた行為が始まる → 相互浸透行為・目標達成にたどりつく

⑧特別な知識と技術をもった看護師が患者に適切な情報を伝達するならば，共同の目標設定と目標達成がなされる

看護師　　　　　　　　患者

知覚→判断→行為→コミュニケーション←行為←判断←知覚

①知覚の正確さが看護師−患者間の相互行為の中から得られるならば，そこに相互浸透行為が生まれる

患者と看護師は，相手を知覚し，コミュニケーションという手段を使って情報を交換する

図 3-14　看護師−患者間の相互行為のプロセス

King IM. キング看護理論. 杉森みど里訳. 東京：医学書院；1985. p.185-6 を参考に作成

発達，⑤時間，⑥空間の6項目を挙げている[38]．

知覚については，その人がもっている過去の経験や自己概念，生物学的特徴，教育背景，文化的背景などによって情報は解釈され判断されて，意味のある世界としてとらえられるようになる[39] としている．すなわち，個人が状況をどのように知覚したかを理解することで，個人の行動の根拠や影響を把握することができる．なぜなら，行動は知覚の結果によって起こるからである．さらに知覚は人間同士の相互行為のための基盤ともなる．

一方，知覚の正確さを阻害する要因として，以下の視点を挙げている．1つは，その人のもっているステレオタイプな知覚の仕方（年齢，性別，経験，教育・社会背景な

ど）である．そのほか，環境からの刺激の多さ，感情の起伏，大きすぎる苦痛，知覚に関する障害などであることを示している．

さらに，目標達成理論は看護の焦点が個人システムである人間としており，その人間について以下のようにとらえている[40]．

・社会的存在
・感情をもった存在
・理性をもった存在
・対応する存在
・知覚する存在
・自律的存在
・目的をもった存在
・行為志向的存在
・時間志向的存在

そして，人間は自分自身に関することを知る権利や，その生活と健康および社会事業に影響を及ぼす決定に参加する権利があり，保健専門職には個々人が自分のヘルスケアについて意思決定を行えるような情報を提供する責任があるとしている[40]．

❸ 理論の実践への活用

目標達成理論での看護とは，看護師と患者の人間的な相互行為のプロセスであり，フィードバックを繰り返しながら，共同目標を設定し，同意を得て目標へ向かおうとしている．すなわち，目標達成理論を使って看護過程を展開することは，看護師と患者の相互浸透行為を重ねていくことである．そのプロセスによっておかれている状況を知覚し，言語的・非言語的コミュニケーションを通して患者の障害（健康問題）について共同の目標を設定し，目標達成のための手段を明確にし，それに合意して目標を達成していくことである．

キングの目標達成理論は，看護目標を立てて，それに向かって援助を展開しようとするものであり，看護過程として活用できるため，臨床で看護実践を展開しようとするときに有用な理論と考えられる．

たとえばキングのいう個人システム，個人間システム，社会システムの視点から言語的・非言語的コミュニケーションを活用することで，情報を収集しアセスメントすることができる．具体的には，患者は現在の状態（健康問題など）をどのように

知覚しているのか，知覚に影響している要因はあるか，患者のコミュニケーションはどうか，どのような役割遂行をし，役割期待があるか，ストレスはどうか，また，患者に影響している社会要因はないかなどの情報を集め分析することであり，この過程がアセスメントになる.

次に看護の展開としては，相互行為を通して情報を収集し，患者を観察し，測定し，情報を解釈した後，患者が状況を正確に知覚できるよう，また共同の目標を設定するため患者に適切な情報を与える．一方，患者も看護師を観察し，質問し，情報を与え，目標設定に参加することができるようにかかわる．そして患者の価値観やニーズをふまえた目標設定をともに行う．目標設定においては，健康を志向しているか，看護師と患者が合意できるものであるか，達成可能かについて吟味することが重要となる.

共同目標が設定されれば，相互行為をさらに積み重ねながら目標達成のための手段を探求し，同意を得たうえで看護計画を立案していく．評価については看護問題が解決したかに着目するのではなく，共同目標が達成されたかどうかについて検討する.

キングの目標達成理論に基づいて看護展開することで，コミュニケーションを基盤とした関係を発展させることが可能となり，患者の意向を尊重した看護目標の設定，看護計画の立案，展開が可能となる．そして，患者自身が納得して目標達成に向けて取り組むことが可能となるといえる.

7. ロジャーズ

❶ 看護における意味

ロジャーズ（Rogers ME）は，看護学には明確かつ独自の知識体系が必要であると信じ，看護モデルの確立に取り組んできた．そして独自の知識体系を構築しようとし，理論的拠り所として一般システム理論を活用している．すなわち人間を身体的な面，精神的な面，社会的な面，その他の面が別々に機能しているのではなく，全体が調整・統合して働くシステムとしてとらえ，開放システムである統一体としての人間に焦点を当てて，看護の独自性を論じている.

看護を知識体系としてとらえ人間の全体性に注目し，人間の生命過程について記

述し，説明し，予測している．そしてロジャーズの看護モデルでは，"人間"と"環境"が中核をなし，両者は絶え間なく相互作用を行う分離できないものと認識されており，両者は同時にある種のパターンをつくらせると考えている．看護においてはナイチンゲール以来環境が重視されているが，ロジャーズもまたナイチンゲールとは異なる意味で環境を重視しているといえる．

❷ ロジャーズの看護理論の特徴

a── 開放システムである統一体としての人間

ロジャーズは，「人間とは，開放系である環境と連続的な過程にある開放系の存在である．人間は，統一された全体であり，それ自体で完全性をもち，部分の総和以上であり，その総和と異なる特性をもつ」とし，「パターンによって識別でき，また部分についての知識からは予測できない全体に特性を示すところの，還元不能で分割できない汎次元性のエネルギーの場である」[41]と述べている．

ロジャーズは看護の科学について，人間の生命の過程を記述したり人間の本質やその発達傾向を予測・説明する科学としてとらえており，看護モデルの中心を「人間・人間の生命過程」においている．そして統一体としての人間の生命過程について一般システム理論を活用しつつ，次の5つ[42]を前提としているところが第一の特徴である．

1　人間は1つの統合体である．
2　人間と環境は常に物質やエネルギーを相互に交換している．
3　人間の生命過程は空間的・時間的な1つの連続軸に沿って後戻りすることなく，一定の方向に進んでいる．
4　人間を人間として枠づけ，人間の全体性を反映しているものは生命のパターンでありオーガニゼーションである．
5　人間は抽象と心象，言語と思考，そして感覚と情緒の魅力をもつ．

ロジャーズの第一の関心は，人間を統一体[42]として理解し，そのような人間に看護を提供することである．そして看護は"ユニタリ・ヒューマン・ビーイングについての科学"であり，全人的にかかわる唯一の科学であり，アートであると主張する．

b── 人間の生命過程への注目

ロジャーズの看護モデルは，人間の生命過程を記述した一連の基本的前提のうえに構造されており，この生命過程は，エネルギーの場，開放系，パターン，汎次元性

表3-2 ロジャーズの看護モデルの構造	
エネルギーの場 (energy field)	●人間は環境の場に統合された力動的なエネルギーの場であり，人間の場と環境の場はともに相互作用をもち，無限の広がりをもっている ●人間の場はコミュニケーションを通じて，環境の場と作用し合い，動的な性質をもちながらも，恒常的に存在しようとする ●人間を人間たらしめているのは，自己と自己を取り巻く世界を経験的に知る能力である ●人間を特徴づけているのは，抽象と心象，言語と思考，感覚と情緒といった能力である
開放系 (open systems)	●エネルギーの場は無限に広がっていて，常に開放されている ●環境との間で絶えず物質とエネルギーの交換が行われている
パターン (pattern)	●生命過程は，一定の方向に，らせん状に，周期的に進行する（反復・繰り返しはあり得ない） ●新たに現れるらせん状の曲線は，周期的な連続性を示す ●生命の生成過程は，人間と環境の相互作用の中から生まれる負のエントロピー的変化を絶えず表現している規則的な過程（負のエントロピー：秩序を維持していること）
汎次元性 (pandimensionality)	●時間や空間にとらわれない次元のこと ●時間は流れ，生命はその流れとともに完成する．生命過程は空間を構成する3つの次元とさらに時間の次元によって規定される ●生命過程は，時空連続体に沿って，後戻りすることなく一定の方向に進む

Malinski VM, Barrett EAM 編．マーサ・ロジャーズの思想・ユニタリ・ヒューマンビーイングスの探究．手島恵監訳．東京：医学書院；1998. p.146–64, Tomey AM, Alligood MR. 看護理論家とその業績，第3版．都留伸子訳．東京：医学書院；2004. p.237, Rogers ME. ロジャーズ看護論．樋口康子，中西睦子訳．東京：医学書院；1979. p.63–83 を参考に作成

などによって説明されている（**表3-2**）．

人間が存在している場はエネルギーの場であり，無限の広がりをもっている．人間はこの無限の広がりに含まれるある時点のある空間の四次元性（時間の次元と空間の次元）の中に存在している．人間と環境とは固い境界性をもっているのではなく開放的であり，常に情報や物質を交換している．人間と環境は常に相互作用し同時に影響し合っていて分離できないという考え方である．人間の生命過程は空間的・時間的な軸に沿って後戻りすることなく一定の方向に進んでいる．したがって人間は全く同じことを経験することはない（**図3-15**）．

c ── ホメオダイナミクスの原理

ロジャーズは生命過程をホメオダイナミクス的なものとしてとらえ，人間と環境は相互作用し（統合性の原理），その相互作用によって連続的に変化し（共鳴性の原理），予測不可能（らせん運動性の原理）であり，人間と環境の相互作用は変化し続けるため決してもとに戻ることはないと，次の3つの原理から説明している（**図3-16**）．

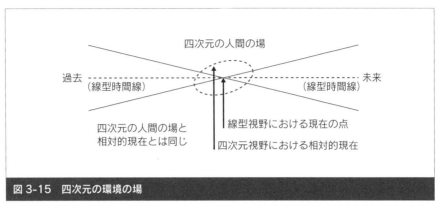

図 3-15　四次元の環境の場

Reel JP, Roy C 編 . 看護モデル―その解説と応用 . 兼松百合子 , 小島操子監 . 東京：日本看護協会出版会；1985.
p.447

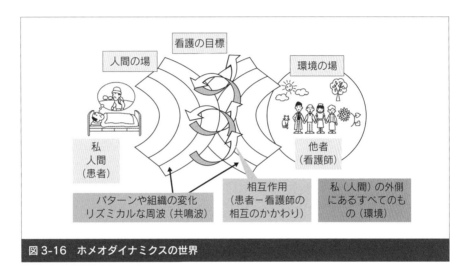

図 3-16　ホメオダイナミクスの世界

1）統合性の原理

統合性の原理とは，人間の場と環境の場とが連続的かつ相互的に作用し合うこと
を示している．人間と環境の場は互いに絶えず相互作用し切り離すことが不可能
で，プロセスの変化も同時かつ連続的に起こるとされている．人間と環境のどち
らかに変化が生じると相互に修正し合って変化し，基本的には統合的な方向性に
向かっていく[43]．

2）共鳴性の原理

共鳴性の原理とは，人間の場と環境の場におけるパターンの低周波から高周波へ
の不断の変化を示したものである．人間と環境の間には，エネルギー波の周期的
な流れがあり，人間と環境の相互作用の過程で絶えず変化している．人間の生命
過程はさまざまな周期でリズミカルに振動している交響楽のようなものであると
している[44]．

3) らせん運動性の原理

らせん運動の原理とは，人間の場と環境の場のパターンの不断の，革新的かつ予測不可能な多様性を示したものである．人間と環境は開放的なシステムであり，人間の場と環境の場との間に継続的・相互的な作用が出現し，それによって常に相互的な変化が生じる．ここでは新しいパターンがつくられ，複雑で多様性を増す．同じことは二度と繰り返されないリズムであるといわれている[45]．

d —— ロジャーズの看護モデルにおける新しい世界観

ロジャーズの看護モデルでは，新しい世界観を示している（表3-3）．人間は開放系である環境と連続的に相互作用している．ホメオダイナミクスな生命過程に注目しているなど，これらがロジャーズの看護モデルの特徴にもなっている．

❸ 理論の実践への活用

ロジャーズは，人間は開放的で環境と相互にかかわり，時間や空間にとらわれない存在ととらえている．

たとえば，入院している患者を考えてみると，患者は家に帰れば一児の父であり，一家の大黒柱として存在している．また会社では営業部の課長として役割を担っている．現在入院して家，会社にいなくても，その存在はそれぞれの場に属しており，そこにいる人に影響を与えている．このように患者の存在は，時間や空間を超

表3-3 ロジャーズの看護モデルにおける新しい世界観

古い世界観	新しい世界観
細胞理論	場の理論
エントロピーの世界	負のエントロピーの世界
三次元的	総次元的
ホメオスタシス	ホメオダイナミクス
人間／環境：二分法的	人間／環境：総合的
因果関係：単一および複数	相互プロセス
適応	相互プロセス
閉鎖システム	開放システム
ダイナミックな均衡	革新的で多様性が増大
覚醒：人間の基本的状態	覚醒：進化的な現れ
存在（being）	生成（becoming）

Malinski VM, Barrett EAM 編 . マーサ・ロジャーズの思想・ユニタリ・ヒューマンビーイングスの探究 . 手島恵監訳 . 東京：医学書院；1998. p.154 より改変

え，無限である．また，人間はエネルギーの場を特徴づけるパターンをもっているという視点からは，患者は今日，明日，入院前，会社，家庭の中で環境と相互作用しながら刻々と変化しているととらえることができる．

患者を常に環境と相互作用しながら変化していく存在ととらえることで，看護者として患者がどのような環境の変化を受けているのか，どのような変化が起こっているのかを把握しながらかかわっていくことが可能となると考える．そして患者を1人の人間ととらえ，時空を超えた患者の可能性や将来性を見据えて看護援助を展開することができるのではないだろうか．

また，ロジャーズの看護理論を実践で活用する際，ロジャーズが提唱した人間の生命過程でのホメオダイナミクスの原理に基づき人間をとらえることができるといえる．たとえば「統合性の原理」の視点からはその人は環境からどのような影響を受けているのか，どのように関係し合っているのか，人と環境との相互関係を妨げたり支持したりするものは何かをとらえることができる．「共鳴性の原理」の視点からは，その人は現在どのような環境の中にいて，環境との間でどのようなパターンを示しているかをとらえることができる．「らせん運動性の原理」の視点からは，その人が環境の中でどのようなパターンを描いてきて，現在はどのようなパターンを描いているのか，またパターンにどのような変化があり，何が影響されているかをとらえることができる．

以上のように，人間を1つの統合体としてとらえ，人間と環境との相互作用に注目したロジャーズの看護理論を実践の中で活用する際，その人やその人と環境との相互作用をとらえることができる．そしてその視点からその人に対する理解を深め，どのようにかかわるかを検討することが可能になるのではないだろうか．

8. ワトソン

❶ 看護における意味

ワトソン（Watson J）のケアリング理論は，従来の医学モデルや自然科学的なものの見方から脱却したものとして発展してきた．人間の尊厳を基調としたヒューマンケアリングの過程・現象・経験について，人間科学としてのサイエンスと道徳理念としてのアートとを結合し構築させたものである．

1979年に『Nursing：The Philosophy and Science of Caring（看護―ケアリングの哲学と科学）』を刊行したのち，1985年に『Nursing：Human Science and Human Care（ワトソン看護論－人間科学とヒューマンケア）』を著した．そして2008年には『Nursing：The Philosophy and Science of Caring Revised Edition（看護－ケアリングの哲学と科学）』2012年には，『Human Caring Science；A Theory of Nursing, second edition（ワトソン看護論－ヒューマンケアリングの科学）』を出版し，考えをさらに発展させた．ワトソンは理論と実践の乖離を和らげるため，看護とケアリングの哲学を提唱した．

ナイチンゲールやヘンダーソン，レイニンガー（Leininger MM）などの看護学理論家に影響を受けて独自の理論を構築した．またトランスパーソナルの考え方はカール・ロジャーズ（Carl Rogers）の心理学的学説の影響を受けている．ヒューマンケアリングの科学の基盤には現象学や実存哲学，スピリチュアルの思想が存在している．

❷ ワトソンの看護理論の特徴

a ── ヒューマンケアリングの科学

ワトソンは，看護の本質そのものをケアリング科学ととらえ，ケアリング理論を発展させている．初版で示されたヒューマンケアの概念が第2版ではヒューマンケアリングやケアリングの概念に変わり，より深い人間同士の関わり合いや人と人とのつながりという意味をもつものとして論じられている．ケアリングを実践することが看護の目指すところであるとして，『Nursing：The Philosophy and Science of Caring, Revised Edition』においてケアリング科学の基本的前提を挙げている（**表3-4**）．

そのうえで，ケアリングは人と人との関係の中で成り立ち，人間の健康と成長をもたらすものであることを示している．そして「患者が高次の自己調和を達成することによって自己認識，自然治癒，あるいは人生の意味についての洞察を高められるように，ケアリングのプロセスを用いて援助を行う」[46] として，ヒューマンケアリングの科学を基盤にした看護理論を展開している．

b ── ヒューマンケアリングの重視 （表3-5）

ワトソンは，看護におけるヒューマンケアリングとは「看護の道徳的な理念」で，「患者が不健康・苦悩・痛み・存在の意味を見出せるように手を添えることによって，人間性・人の尊厳・統合性・全体性を守り，高め，保持することが目的とされる」としている[47]．そしてヒューマンケアリングは健康－不健康－ヒーリン

表 3-4　ケアリング科学の基本的前提

1. ケアリング科学は看護の本質であり，看護専門職の根底を成す核心である
2. ケアリングは，人と人との関係において最も効果的に示され実践される. ケアリングの意識は，時間，空間，および身体を超えて理解し合うことができるもの，またはそれらを超越したものである (Watson, 2002a)
3. 間主観的な人対人の過程および結びつきは人間性という共通感覚を存続させている. それらは我々に，ある人の人間性は他者の内に反映されるという，他者によって自らが何者であるかを知ることによって，いかにして人間たるかを教えてくれる (Watson, 1985:33)
4. ケアリングは，ヒーリングや尊厳，人間性の進化への貢献を促進するケア因子／カリタス (Caritas) プロセスから構成される ("Caritas" は，ラテン語で「愛，慈善，大切にする」等を意味する)
5. 効果的なケアリングは，ヒーリング，健康，個人と家族の成長を促す. そして全体性の感覚や寛容，進化した意識，および疾患や診断，長期の病気，外傷，生活の変化等の危機や恐怖を超越する内なる平穏を促す
6. ケアリング反応は，人々をあるがままの今のあり様として受容するだけでなく，その人がなるかもしれない／なりつつある様として受容する
7. ケアリングの関係は，人間の精神の発現を招く関係であり，その時々のその人にとって最善の行為を選択することができるという潜在能力の発達を促す
8. ケアリングはキュアリングよりも健康をもたらす
9. ケアリング科学はキュアリング科学と補完し合うものである
10. ケアリングの実践は看護の中心である. その社会的，道徳的，および科学的な貢献は，理論，実践，および研究におけるケアリングの価値，倫理，および理想へのその専門的な深い関与の中に在る

Watson J. Nursing : The Philosophy and Science of Caring, Revised Edition. Colorado : University Press of Colorado ; 2008. p.17–18

グの状態をめぐる人間と人間との間主観的な対応であり，価値観・ケアへの意志と熱意・知識・ケアリング行為などによって生み出されるものであると位置づけている[48].

ワトソンは看護学をヒューマンケアリングの科学として捉えている.「看護におけるヒューマンケアリングは人間性重視の立場に立った・倫理的・哲学的・認識的行為であり，この行為と実践によって人間性が保持される」と意味づけし，看護学におけるヒューマンケアリングの重要性を示している[49]. 初期の著書[50]ではヒューマンケアとして看護が語られていたが，理論をさらに発展させる中でヒューマンケアリングと表現されるようになり，ヒューマンケアリングの11の前提を提唱している[51].

c ── トランスパーソナルケアリング

ワトソンは，患者と看護師の互いの主観的世界がふれあい，ともに自らの存在のあり様をつくり出していく二者間の霊的・精神的存在が考慮されたケアを「トラン

表 3-5　ヒューマンケアリングにおける 11 の前提

1. ヒューマンケアリングと愛とは，最も普遍的・神秘的な心的エネルギーからなる（de Chardin, 1967）．

2. この叡智やこうしたニーズは見過ごされることが多い．人間らしさを失わないようにするためにはケアリングや愛によって人間性を育み，文明として発展させ，共生していかなくてはならない（de Chardin, 1967）．

3. 看護はケアリングの専門職であるため，専門職としての実践における理念や倫理，哲学を維持する能力が，文明人としての人間的な発展と社会への看護の使命に影響を与える．ケアリングの倫理的信念を維持することが文明の人間的発展に影響を与え，看護の社会的貢献を決定する．

4. まず自分自身に対して，ケアリングに満ちた愛や許し，思いやり，慈悲をどのように与えることができるかを学ばなくてはならない．そうすることで他の人に真正のケアリング，優しさ，思いやり，愛を提供し尊重することができるようになる（de Chardin, 1967; Watson, 2008）．

5. 看護は，人々と彼らの健康−不健康−ヒーリングに関わることに関して，常にヒューマンケアリングの姿勢をとってきた．

6. 知識に裏付けられ，情報に基づいた，倫理的なヒューマンケアリングは，専門職としての看護の価値観，責任，ふさわしい行動の本質をなす．これが中心的統合的源泉となって，看護職の社会に対する約束が守られ，その存続が保障されるのである（Leininger, 1981）．

7. ヒューマンケアリングは，個人のレベルでも集団のレベルでも，医療サービスを提供するシステムのなかでしだいに強調されなくなっている．しかし，システムが社会に対して倫理的かつ科学的に責任あるものとして存続していくのであれば，また看護がその社会的要請を達成する確かな職業として残っていく必要がある．今こそ，ヒューマンケアリングを復活させなくてはならない．

8. 看護や社会において，ヒューマンケアリングの理念や信念を実践のなかで掲げることが難しくなっている．医学的・技術的・経済的・官僚的・管理社会の制度的制約が増大することにより，ヒューマンケアリングの役割は脅かされている．

9. 倫理的・哲学的・認識的・臨床的に努力を行って，ヒューマンケアリングを維持し，向上させることは，現在も将来も看護にとって重要な課題である．

10. ヒューマンケアリングは，人と人との間においてのみ，最も効果的に示され，実践される．間主観的に人と人が関わるプロセスによって，人間らしさという誰もがもっている感覚が生かされる．つまり，相手に自分を重ね合わせ，相手に自分の人間性を映しだすことによって，人間らしさというのはどのようなことであるかを会得できる．ケアリングの意識は，時間も空間も物性をも超越し，人間性についての意識の深化に影響を与える．

11. ヒューマンケアリングの価値観，知識や実践，理念を，ケアの理論や実践，教育，研究のなかで保持することによって，看護は人類と社会に対して社会的・道徳的・職業的・科学的に貢献することができる．

Watson J. ワトソン看護論—ヒューマンケアリングの科学, 第 2 版. 稲岡文昭, 稲岡光子, 戸村道子訳. 東京:医学書院；2014, p.57-59.

スパーソナルケアリング」[52] と呼んだ．トランスパーソナルとは，人間と人間との間で結ばれる間主観的な関係のことで，看護師という人間がもう 1 人の人間（患者）に影響を与えると同時に影響を与えられる関係[53] のことである．そうした関係性を通して双方が影響し合い，与えられた時を共存するものとなる（**図 3-17**）．

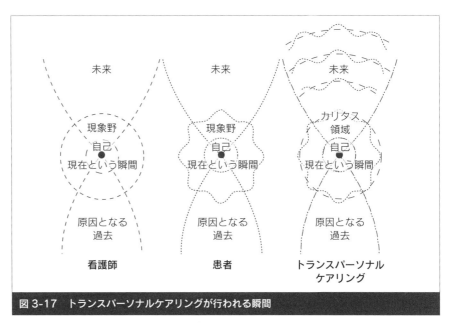

図 3-17　トランスパーソナルケアリングが行われる瞬間

Watson J. ワトソン看護論—ヒューマンケアリングの科学, 第 2 版. 稲岡文昭, 稲岡光子, 戸村道子訳. 東京：医学書院；2014. p.105.

ワトソンは，トランスパーソナルケアリングについて以下のように述べている．「現在という瞬間において，患者も看護師もそれぞれの現象野を有している．トランスパーソナルケアリングの関係において，看護師が，患者の現象野に入り込み，患者のありよう（精神, 魂）を受けとめる．受けとめたありようを表現し，その表現を受けとった患者が自らの感情を表出する．そこには患者と看護師の間主観的な流れがある」「患者の魂に触れ，感情を共有し，患者と一体となり，自己を高め，調和に進むという目標をもったアートである」[54].

すなわちトランスパーソナルケアリングにおいて，看護師は看護の対象である患者の経験の中に入り込むと同時に，患者も看護師の経験の中に入り込む，つまり両者が密接に関与している関係を間主観的関係とした．そこでは 2 人で 1 つの出来事を経験し，両者は現在および未来につながる「共に関与する者」になる．ワトソンはトランスパーソナルケアリングが行われる"瞬間"をカリタス領域としてとらえ，患者と看護師の間主観的・超越的・人間同士の関係が生まれると意味づけている．トランスパーソナルケアリングを行ううえで 5 つの条件を示している[55].

1　人間の尊厳を守り高めようとする道徳的熱意があり，自分独自の意味を決めることができること
2　相手（患者）にとって主観的に，またスピリチュアルに感じている意味を積極的に認める意図・意志を有していること（相互性を重視する「我−汝」という関係性

対「我－それ」という関係）

3　相手（患者）の感情や内面の状態を実感し，正確に感知できる能力．患者を見て瞬時に魂と魂でつながろうと努力すること

4　世界内存在という相手（患者）の心身のあり様を見極め，理解することができ，人間同士として相手（患者）とのつながりを感じ取れること

5　看護師自身の生活史や文化・背景などを通して，自身の感情や独自の生き方・考え方・感じ方，さらには心身の状態について内省し，気づいていること

d —— ヒューマンケアに働くケア因子

ワトソンは，ヒューマンケアはケア因子によって創造されるとして，ケアリングの核となる10のケア因子を示している（**表3-6**）．

ケア因子はヒューマンケアが進められていくときに，具体的に働く要因となる（**図3-18**）．ケアリングの哲学的基盤をもとに，看護はケア因子を確認しながら患者とトランスパーソナルな関係を築き，ニーズの充足に向けたケアを目指し，患者や看護師自身が実存的な問題に目を向けることの意義を示している．

e —— カリタスプロセス

ワトソンはケアリングの核として10のケア因子を示していた[56]が，それらをさらに発展させ，カリタスプロセスを提唱した[47, 57]．カリタスプロセスはヒューマンケアリングの核となるものであり，そのプロセスの瞬間瞬間に実現される．

ヒューマンケアリングにおいては「そこにいる，存在する」という態度や他者のものの見方に立ち，心のうちの意味を正しく聴くことができる愛に満ちた優しさ，思いやり，平静さ，尊厳，感性などが含まれる．そしてヒューマンケアリングの実践を通して問題のみに焦点を当てるのではなく，創造的な問題解決を探ることが可能になると示している[58]．

これまでヒューマンケアに働くケア因子として示されていたが，新たなワトソンの理論，ヒューマンケアリングの科学の中では，ヒューマンケアリングを実現させるために必要なものとしてカリタスプロセスを提示している．これまでのケア因子とカリタスプロセスを対比させたものが**表3-7**である[58]．

❸ 理論の実践への活用

ワトソンの看護理論において，看護とは「患者である人間が，不健康や，心の悩み，痛み，実存の意味を見つけ出せるように手伝うことによって，患者が，自分に関す

表3-6　10のケア因子

1. 人間主義的–利他的な価値観の形成	● 他者を寛容に受け入れ，尊重し，他者の立場に立って利益を与える．そして，他者に与えることを通して得られる満足感と，自己の存在感が得られ，自己を拡大させる
2. 誠心誠意–希望の吹き入れ	● 人道的で，利他的な価値観は人生の初期の段階で学習され，その後，看護教育者によって大きく左右される ● 個人的な成長の過程ならびにさまざまな文化に関するその人の見方，信念，相互作用を検証することによって形成することができる ● 人道的な価値観と利他的な価値観を含んでいて，ホリスティックな看護ケアと肯定的な健康を促進する ● 患者のウェルネスを促進するという看護師の役割を示すものである ● この役割は，患者が健康を求める行動をとるように援助すること，患者を支えるにあたって提案を積極的に利用すること，さらに効果的な看護師–患者関係を発展させることによって達成される ● ケアリングおよび治療（キュアリング）のプロセスに欠かすことのできない要因である
3. 自己および他者に対する感受性の育成	● 看護師にとっても，患者にとっても，感情を認識することが，自己受容につながり，ひいては自己実現をもたらす．看護師が，自己の感情を表現できれば，他者にも感情の表現を促すことができるであろう
4. 援助–信頼関係の発展	● 看護師と患者との援助–信頼関係を発展させることはトランスパーソナルなケアリングにとって不可欠なものである ● 信頼感とケアリングを確立することが必要である ● 肯定的感情と否定的感情の表現を促し，それを受け入れる基礎となる ● このような関係には，一致，共感，所有的でない温かさ，効果的なコミュニケーションが含まれる 　・一致：真実であること，正直であること，純粋であること，信頼に値することなどが含まれる 　・共感：他者の認知や感情を経験し，理解する能力，そして理解したことを伝え，対話する能力である 　・温かさ：穏やかな声調，リラックスした開放的な姿勢，他者と話していることと一致した顔の表情によって知ることができる 　・効果的なコミュニケーション：認知的・情意的・行動的反応からくる（言語的コミュニケーションと非言語的コミュニケーション）
5. 肯定的感情表出と否定的感情表出の促進と受容	● 感情の共有は，看護師や患者の行動や考えを変化させる ● 看護師は，肯定的感情はもちろん，否定的感情も共有できる準備が必要である
6. 科学的問題解決法を体系的に活用しての意思決定	● 看護過程を活用することは，科学的問題解決法に基づく看護ケアを可能とし，行動をコントロールすることや予測することが期待でき，自己の軌道修正を助ける方法ともなる ● 看護に関する研究，看護学分野の定義，科学的知識基盤の発展にとって重要である
7. 対人的な教授–学習の促進	● 患者に十分な情報を与えることで，患者自身がウェルネスと健康に対して責任をもつことができるようになる ● 健康に対する責任を患者にもたせることによって，ケアリングと治療（キュアリング）を区別できるようになる ● 患者が自分でセルフケアを提供し，自分のニーズを判断し成長を促進することができるようになる

→つづく

8. 心的・物理的・社会文化的・スピリチュアルな環境からの支持・保護・矯正の提供	● 看護師は,健康および病気に関連している環境要因,すなわち,外的あるいは内的な要因を十分認識していなければならない ● 心理的および身体的に良好な状態を維持・保護するための患者の対処能力を評価および補助することが必要である ● 環境に対する主観的な評価は,内的な環境要因と外的な環境要因の相互依存的な関係の中でもたらされる 　・内的な環境要因:心的・スピリチュアルな安寧,社会文化的な信念など 　・外的な環境要因:疫学的・物理的・社会的なもの,快適さ,プライバシーが保たれているかどうか,安全・清潔・美的なもの
9. 人間的なニーズの充足への援助	● 看護師は,自分自身および患者の身体的・心理的・社会的・内的-対人的ニーズを認識し,考慮する必要がある ● ニーズ階層においては,まず低次のニーズを充足してから,高次ニーズを充足していく 　・低次ニーズ:生存に必要な身体的ニーズ(食物,排泄,換気など),機能するために必要な心理身体的ニーズ(活動-不活動,セクシャリティ) 　・高次ニーズ:社会的ニーズ(達成や対人関係),さらに高次の内的-対人的ニーズ(自己実現)
10. 実存的-現象学的な力の受け入れ	● 看護師は,実存的,現象学的なものの見方を用いることで,患者の言動が示す意味を理解し,その背景を理解することができるような存在になる ● 相手には,事物がどのように見えているかということから,その相手を理解できるようになる.個々の人間の認識は,その人の経験から形づくられるものである ● 自己および他者をよりよく理解することにつながる

Tomey AM, Alligood MR. 看護理論家とその業績, 第3版 . 都留伸子監訳. 東京:医学書院;2004. p.157-8 を参考に作成

る知識を得,コントロールできるようになり,外部の環境がどのようなものであろうとも内的な調和を保てるよう自分を癒せるように支援する」[59]ことと示されている.そして,ケアリングの実践には,患者と看護師がともに相手の心(魂)にふれ,相手の経験を理解することが重要であるとしている.

以上のことからも,ワトソンの看護理論を実践で活用するうえで,患者を身体的側面,心理社会的側面など統合的にとらえ,看護師自らの経験を理解することが重要であるといえる.そしてケアリングの核となる10のケア因子,カリタスプロセスにも示されているように,患者にどのようなニーズがあるのかをとらえ,そのニーズを満たすことができるよう支援していくことができると考える.

たとえば糖尿病で教育入院している患者にケアを行う場合,ニーズに応じて「患者が自由に気持ちを語ることができるようにする」「患者の病気管理でできていること,努力していること,学習への準備状態をふまえたうえで病気管理についての知識提供を段階的に行う」「退院後の生活で療養行動をどのように実行していくかを一緒に考える」など,患者を糖尿病セルフケアの主体ととらえてかかわる.

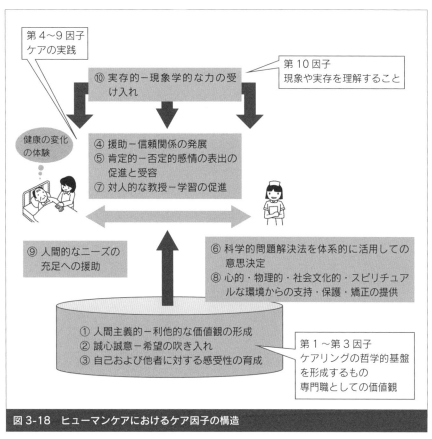

図 3-18　ヒューマンケアにおけるケア因子の構造

Tomey AM, Alligood MR. 看護理論家とその業績, 第 3 版. 都留伸子監訳. 東京：医学書院；2004. p.157-8, Torres G. 看護理論と看護過程. 横尾京子, 田村やよひ, 高田早苗監訳. 東京：医学書院；1992. p.204-6 を参考に作成

ケア因子に示されたさまざまなかかわりを患者のニーズ充足のために駆使しながら実践することで，患者−看護師の信頼関係をさらに促進し，患者の生活体験の語りを導くことにつながるのではないだろうか．そして患者を主体としてとらえ，支持する立場でかかわることで患者の変化を生み出し，患者自身が自らの病気や今後の生活について考えられるようになるのではないかと考える．

以上のように，ワトソンの看護理論を活用することで，対象のニーズ充足を中心にケアリングのプロセスでみていくことができる．そして患者−看護師が相互に相手の経験に入り込むことができる関係の確立は，看護師のケアの姿勢の基盤ともなる信頼関係の構築の重要性を示しているといえる．

健康と病気を連続体としてとらえ，1 人の人間を人格を備えた存在，かけがえのない人間として統合的にとらえる視点は，どの看護実践の場面でも活用できるものだと考える．そして看護師としてどうあるべきかという看護の本質を伝えてく

表3-7 ワトソンの10のケア因子とカリタスプロセス	
10のケア因子 (Watson, 1979)	カリタスプロセス (Watson, 2008)
1. 人間主義的－利他的な価値観の形成	1. 人間性と利他主義に価値を置き，自己と他者に対する愛情と優しさ，共感と冷静さをもって実践する
2. 誠心誠意－希望の吹き入れ	2. 心を込めてそこに存在していること，自己と他者が信念や主観的世界をもてるようにする．看護師が，信頼と希望をもたらし患者の前に対時する
3. 自己および他者に対する感受性の育成	3. 自身の霊的（スピリチュアル）な実践を磨く，自己認識を深め，利己的な自分を超える
4. 援助－信頼関係の発展	4. 愛情に満ちた信頼と真のケアリング関係を築き，維持する
5. 肯定的感情と否定的感情表出の促進と受容	5. 深い心の奥の魂や自己を通して，肯定的な感精のみでなく，否定的な感情を表出することを支え，表出できるためにそこに居る．よく耳を傾け，"その人にとっての物語を理解する"
6. 科学的問題解決法を体系的に活用しての意思決定	6. 自己というものを使いこなし，ケアリングプロセスを通して，知ること，いること，行うことなどあらゆる方法を用いて，創造的な問題解決を探る
7. 対人的な教授－学習の促進	7. 他者の見解の枠組みにとどまるようにしながら，ケアリングの関係性の中で真の教育－学習を行う
8. 心的・物理的・社会文化的・スピリチュアルな環境からの支持・保護・矯正の提供	8. すべてのレベルでヒーリング環境を創造する．エネルギー，意識，全体性，美しさ，尊厳および平穏について，身体的にも，非身体的にも，行き届いた環境を整える
9. 人間的なニーズの充足への援助	9. 敬意を込めて，丁寧に，基本的なニーズを支援する．聖なる実践として，他者の具現化された魂に触れることに，意図的なケアリング意識をもつ．他者の生命力/生命エネルギー/生命の神秘と手を携えて仕事をする
10. 実存的－現象学的な力の受け入れ	10. 人生の苦難・死・苦しみ・痛み・喜び・生活の変化すべてについてスピリチュアルな，神秘的な，未知で実存的な側面に心を開き，注意を払う

Watson. J. Nursing: The philosophy and science of caring (revised ed.). Boulder, CO: University Press of Colorado. 2008. p31. / Watson. J. ワトソン看護論―ヒューマンケアリングの科学, 第2版. 稲岡文昭, 稲岡光子, 戸村道子訳. 東京：医学書院；2014. p.105 / George, J.B. 看護理論集第3版―より高度な看護実践のために, 第13章 トランスパーソナルケアリング理論.南裕子, 野嶋佐由美, 近藤房江他訳.東京：日本看護協会出版会；2013. p.377 / 筒井真優美編.看護理論家の業績と理論評価, 第2版.東京：医学書院；2020. p.349. をもとに作成

れる理論であり，看護のどの領域でも応用可能な理論であるといえるのではないだろうか.

9. ベナー

❶ 看護における意味

これまで対象者との関係性で論じられることの多かった看護理論において, ベナー (Benner P) は看護師自身に焦点を当て理論を展開しているのが特徴である. 特に人間がどのような存在であるかについて「現象学的人間観」を描き, そこから看護のあり方を探究しようとしている. 病気を体験している患者やその家族にケアという方法でかかわる看護師のあり方を理解し解釈するために, 人間の存在のあり方について現象学の視点からとらえている.

ベナーの看護理論はさまざまな哲学者からの影響を受けている. 現象学的なものの見方はハイデッガー (Heidegger M) やキルケゴール (Kierkegaard SA) そしてメルロ＝ポンティ (Merleau-Ponty M) らから, また知の考え方はポランニー (Polanyi M) から, ほかにヘンダーソンやラザルス (Lazarus RS) の影響も大きく, ラザルスのもとでストレスと対処の研究を行っている.

❷ ベナーの看護理論の特徴

a —— 気遣い (ケアリング：caring) を第一義的とみなすこと

ベナーは「看護とは, 人を気遣い世話をする実践 (caring practice) であり, そこで用いられる科学は, 人を気遣い責任を引き受けるという道義的技能とその倫理によって統制される」[60] と述べている.

ベナーの看護理論では, 看護実践において人の生き抜く体験としての健康と病気に関心をもってかかわり合い, 人を大事に思い, 心にかけ, 気遣い, その人のおかれた状況に積極的にかかわっていくことの重要性を論じている. この視点はベナーの看護理論の特徴ととらえることができる. また「他者への気遣いは互いの自己実現をもたらし得る」[61] と述べ, 人と人が相互に関心をもってかかわり合う関係の中でケアする人もケアされる人もともに成長し, 自己実現を図ることができるようになるととらえている (図3-19).

ベナーは「人間は相互依存的な存在であり, 気遣いは人間にとって最も基本的な関係である」[62] として, 人と人とのかかわりの中での気遣い (ケアリング) を重視し, それを看護の第一義的な基盤となるものと考え看護実践を展開している.

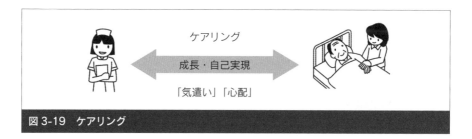

ケアリング

成長・自己実現

「気遣い」「心配」

図3-19　ケアリング

b —— ストレスと対処に注目した見方

ベナーは，看護実践とは患者が病気というストレスに対処し，それを切り抜けていくのを手助けすることであるととらえている[63]．そして，ストレスを自分の生活に円滑な営みを可能にしていた意味ないし理解が撹乱されていると感じる体験であり，その状況の中で行う行動が対処であるとしている[64]．

すなわち，ベナーはストレスと対処という見方で病気体験をとらえており，患者が病気というストレス状況に「関心」をもつことによって，その状況に巻き込まれ，関与し，「意味」づけをするとしている．そして患者の状況理解や習得している技能と知，価値観，各選択肢の実行の容易度に照らして，何がストレスとなり何が対処の選択肢となるかを規定しているのが，背景的意味と関心であると示している[65]（図3-20）．

ベナーの看護理論において，背景的意味とはものの観方や理解と解釈することができ，看護実践における患者にとってのストレス体験である病気への「関心」や「意味」を理解し，対処を支援することの重要性が示されている．そして患者にとって病気がいかなる意味をもっているかを理解することにより，患者の回復を早め，病気に伴う疎外感・自己理解の喪失感，社会的一体感の喪失が克服できるようになる[66]ことが強調されている．

c —— 技能習得のドレイファス・モデル

「ドレイファス・モデル」とは，哲学者のヒューバート・ドレイファス（Dreyfus HL），数学者のスチュアート・ドレイファス（Dreyfus SE）が開発した技能習得モデルであり，人間が技能を習得するまでのプロセスを「初心者」から始まり，「エキスパート」まで5段階に分けて説明するものである．ベナーはこの「ドレイファス・モデル」と呼ばれる技能習得モデルを臨床看護に適応し，看護師を「初心者」「新人」「一人前」「中堅」「達人」と5つの段階で表した（図3-21）．

ベナーは，一人前と中堅のレベルの間にはその実践において質的な飛躍または不

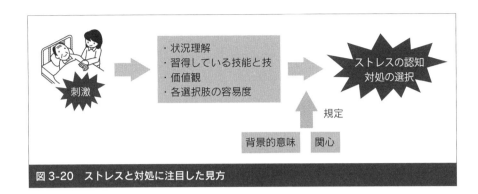

図 3-20　ストレスと対処に注目した見方

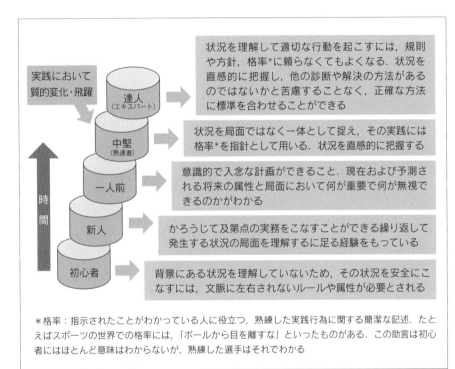

＊格率：指示されたことがわかっている人に役立つ，熟練した実践行為に関する簡潔な記述．たとえばスポーツの世界での格率には，「ボールから目を離すな」といったものがある．この助言は初心者にはほとんど意味はわからないが，熟練した選手はそれでわかる

図 3-21　看護師の臨床技能の習得段階

Benner P. ベナー看護論新訳版—初心者から達人へ . 井部俊子監訳 . 東京：医学書院；2005. p.17-29 より改変

連続がある[67]と述べている．一人前から中堅に移行するためには経験の質が影響し，中堅は状況のどの局面が最重要点なのかを認識でき，状況の背景への深い理解で，その状況を直感的に把握する．つまりあらかじめ設定された目標に頼らなくても，いろいろな側面をみてその状況において重要か否かをすぐに判断でき，事態が悪化する前に未然に防ぐ能力も兼ね備えている．

達人は，中堅同様にすべての看護師がなれるというわけではなく，経験年数だけを積み重ねてもなれない．そこへ到達するには個人差があるため一概に経験年数

で表すことができない．達人の域に達した看護師はどんなに困難な状況であっても，直感的な状況判断により問題解決の糸口を見つけ出すことができる．自律的に行動し，過去の経験や知識，感覚など判断材料として考えられるすべての要素から総合的に判断し，正確な答えを導き出すことのできる看護師こそ，達人と呼ばれる．

d —— 看護実践の重視—実践的知識と理論的知識を併せもつことの重要性

ベナーの看護理論は多くの看護師の発言と自身の臨床現場への観察・調査により生まれたものであり，看護実践を重要視している．そして看護実践の中に優れた知識として「実践的知識」と「理論的知識」があることを発見し，その両方をもつことが重要だとしている．

理論的知識とは，出来事の相互作用と因果関係についての公式的説明を含め「それを知っていること」であって，明示知，形式知ともいう[68]．一方，実践的知識とは，技能を直に実践したり文化的な対応を実践する中で獲得される知識であり，「それを知っている」ことではなく「どうすればいいのかを知っている」ということである[69]．これを暗黙知ともいう．

たとえば「泳ぐ」ことを例に挙げてみると，水中ではない場所で泳ぎ方の基本や方法を言葉や本などを通して学び知ることが「理論的知識」になる．一方，その方法について特に学んだわけではなくとも，幼い頃から海や川あるいはプールに行き，水の中で遊んだり潜ったりしているうちに自然に泳げるようになることが「実践的知識」である．

たとえ泳ぐことの理論的知識をもっていたとしても，水に入ってすぐに上手に泳ぐことができるかといえば，難しいものである．しかし理論的知識をもちながら何度も水の中で実践を繰り返すことで実践的知識が蓄積され，より高度で自分なりの泳ぎ方ができるようになる．

看護においても，頭では理解していたつもりであっても，いざ臨床の場に出ると緊張や思いもよらないハプニングが起こり，うまく行かなかったりすることは誰しも経験したことがあるのではないだろうか．実践に役立つ知識や技能は，実践の中で得られるものであり，さらにそのとき理論的知識をもっていればよりレベルの高い知識や技能を得られる場合がある．ベナーは看護の臨床において，この2つの知識を同時に蓄えることが重要であるとしている．

e ── 看護実践の7つの領域と31の能力

技術習得のドレイファス・モデルを看護に応用したベナーは，熟練した看護を行うには，経験に基づく安全で迅速な技能の習得を可能にするような，適切な基礎教育が必要だと述べている．ベナーが定義する技能を熟練した実践とは，実際の臨床状況において行われる看護と臨床判断技能を意味する．ベナーは看護師の面接を通してケアのエピソードを詳しく記述し，31の能力を抽出した．さらにそれらを機能的側面から7つの領域に分けた[70]（図3-22）．

f ── ナラティブによる実践的知識の開発と看護者の成長

ベナーは「人の携えているものの観方（意味）を内在的視点から理解し，その人が身を置いている状況をその人に体験されている姿で理解していこうとする試み」として解釈的理論の考えを示している[71]．この考えを基盤に，看護実践を捉える方法としてナラティブの有用性について論じられている．

ナラティブとは，看護者が実践の中で経験したことを一人称で語り，記述することである[72]．臨床実践の知識を獲得して理解するための1つの方法であり，経験から得られる臨床的な思考・知識とともに，その実践の本質・内容を明らかにするものである[73]．

ベナーは，看護者にとってナラティブは実践で経験した自らの強みや成長，支援が必要なところを理解するための振り返りとなり，同時に同僚の実践的知識を理解し共有することを可能にすると捉えている[73, 74]．個人においても，集団においてもナラティブはその成長を支えるものとなり，実践的知識の開発をもたらす教育的意義があるものとして，ナラティブの重要性が示されている．

❸ 理論の実践への活用

ベナーは，達人になるための5つの段階を示している．経験を積めばほとんどの看護師は一人前の段階にまでは到達することができるが，中堅，達人になれるわけではないことを述べている．その差を埋めていくためのヒントが，ベナーの看護理論の随所で見出されるのではないかと考える．

ベナーは，熟練した技能を習得するための3つのポイントを挙げている．
第1に，実際に経験したことを次回に活かすということである．ベナーのいう経験的な学びとは単なる時間的経過ではなく，それまでの自分の考えを転換したり「もっと優れた行動をとることが重要」などの認識をもつということであり，すべ

援助役割	●ヒーリングの関係：癒しの環境をつくり，癒しのためのコミットメント（責任感を伴う深いかかわり）を確立する ●患者が疼痛や衰弱に直面したときに安楽を与え，患者の人間性を守る ●付き添い：患者のそばにいる ●回復に向かう過程で，患者自身の関与を最大限に引き出し，自律しているという自覚と自信を与える ●痛みの種類を見極め，疼痛管理とコントロールの適切な対応策を選択する ●触れることによって安楽をもたらし，コミュニケーションを図る ●患者の家族を，情緒面と情報面で援助する ●情緒的な変化や状況の変化に応じて患者を指導する：状況に合わなくなった対応策を取りやめ，新たな選択肢を提供する：方向づけし，教育し，仲介する ・心理的・文化的仲介者 ・目標を治療的に利用する ・治療的なコミュニティをつくり，維持する
教育とコーチングの機能	●タイミング：患者が学習を受け入れる準備ができた時機をとらえる ●病気と回復の過程がもたらすものを，患者が自分のライフスタイルの一環として取り込むのを援助する ●患者が自分の病気をどう解釈しているかを聞き出し，理解する ●患者の病態について考えられることを患者に伝え，治療や処置の根拠を説明する ●コーチングの機能：文化的に避けられている病気の局面を，受け入れやすく，理解しやすいものにする
診断とモニタリングの機能	●患者の状態の重要な変化を察知し，記録する ●早期警告徴候を提供する：診断を確定する明確な徴候が現れる前に患者の衰弱や病状悪化を予測する ●問題を予知する：先の見通しを立てる ●病気によって異なる個別の要求や経験を理解する：患者ケアのニーズの予測 ●患者が健康を取り戻す可能性と，さまざまな治療法に反応する可能性をアセスメントする
容態の急変を効果的に管理する	●生命がきわめて危機的な状況にさらされている緊急事態での熟練した実践：問題を素早く把握する ●危機管理：緊急事態において必要な資源の供給を素早く手配する ●医師の援助が得られるまで，患者の危機の本質を見極め，管理する
治療処置と与薬を実施しモニターする	●リスクと合併症を最小限にとどめつつ，経静脈的治療を開始し，維持する ●正確かつ安全に与薬する：有害作用，反応，効果，毒性，禁忌などをモニターする ●不可動性がもたらす問題に対抗する：褥瘡予防と処置．患者の歩行と運動を促して可動性とリハビリ効果を最大限にする．呼吸器系の合併症を防ぐ ●治癒を促し，痛みを緩和させ，適切なドレナージを助ける．創傷管理の戦略を立てる
医療実践の質をモニターし確保する	●安全な医療と看護ケアを確保するために，バックアップする ●医師の指示から，支障なく何を省き，加えることができるかをアセスメントする ●医師から，適切で時宜にかなった対応を得る
組織能力と役割遂行能力	●患者の多様なニーズや要求を調整し，順序づけ，それらに応える：優先順位の設定 ●最適な治療を提供するための治療チームをつくり，維持する ●スタッフの不足と高い異動・退職率に対処する ・緊急時の対策づくり ・勤務帯で作業負担が過剰になる時間帯を予測し，それを予防する ・チームの団結心を利用，維持する：ほかの看護師から仲間としての協力を得る ・密接で頻繁な接触ができなくても，患者への思いやりある態度を維持する ・患者やテクノロジー，および組織のお役所的な硬直性に対して柔軟な姿勢を維持する

図3-22　7つの看護実践と31の能力

Benner P. ベナー看護論新訳版—初心者から達人へ．井部俊子監訳．東京：医学書院；2005. p.41–140 を参考に作成

てのケアの実践者は自己の体験から学ぼうとする姿勢が必要であるとしている.

第2に, 部分的ではなく状況の全体をとらえること. これは差し迫った状況の中で直感が働くことである. たとえば, 患者に声をかけて「大丈夫です」と答えたとしても, 看護師は患者の表情やしぐさなどから「いつもと違う」ととっさに感じ取り異常がわかるということが重要である.

第3に, 傍観者ではなく患者の状況に入り込むことである. 客観的に患者を診るのではなく, 患者の体験していることに寄り添い, 理解しようとすることが重要である. たとえば, 苦痛を伴う処置を行う際, たとえ1分で終わるものであっても患者によっては永遠に続くように感じることがある. そのとき, 看護師は1分間の苦痛に対してではなく, 永遠に感じられる苦痛に対して対処することが重要である. これらを習得することで, 看護者自身が一人前から中堅, 達人へと成長していけるのである.

さらにベナーは, 看護師が実際の臨床状況からの経験を一人称で語ることとその意義について,「ナラティブス」という言葉で説明している. すなわち, 多くの経験の中でこれまで出合った状況を語ることが臨床知識の開発につながることを示している. 語ることを通して自らの臨床判断能力が磨かれ, よりよい看護を行う動機づけにもつながると考えられる.

以上のように, ベナーの看護理論は専門職としての知識・技能を習得していくモデルとして活用でき, キャリア形成をも導くことができるのではないだろうか.

10. ロイ

❶ 看護における意味

適応看護モデルは, シスター・カリスタ・ロイ（Roy SC）によって提唱された. ロイは修士課程での指導者であったジョンソン（Johnson DE）の影響を受け, 看護における適応について考えるようになった.

ロイ適応看護モデルは, 人間に関する概念と適応過程に関する概念を理論的な基盤としている. すなわち, システム理論とヘルソン（Helson H）の適応レベル理論を根拠とした科学的仮説と哲学的仮説に基づいて発展してきた看護モデルである.

ロイは看護学を人間に関する基礎科学として位置づけた．個人と集団との関連，また生活過程と観察との関連を説明する理論を構築し，科学的に追究していく科学としてとらえたのである．

ロイは看護学を「人間について開発されつつある知識体系であり，それは，人が自分の健康状態に肯定的な影響を及ぼす過程を観察し，分類し，関連づけるもの」[75]としている．そして看護の対象である個人と集団の反応のみをみるのではなく，人々の健康に影響を及ぼす生活過程を観察して，それを分類し，関係づけるように診断して説明することを重視している．このような広い視点に立って，適応を促進する看護実践を行うことを主張している．

❷ ロイの看護理論の特徴

a —— 適応システムとしての人間のとらえ

ロイは，システムという考え方を基盤として適応理論を導いていており，一般システム理論の考えを参考にして以下のような科学的仮説を立てている[76]．

システムは，統一体または全体を形成するために関係づけられるか統合される一連の構成単位の集合体である．また構成する各部分が相互依存の力によって全体として働き，入力・出力・制御・フィードバックの過程をもつ **(図3-23)**．

ロイは，適応レベルに基づく基本的な前提として，人間行動は環境的・有機体的力に適応し，適応行動は適応レベル内の刺激に対する機能であると主張している．人間は，変化する環境から刺激を受け，それに対処するために，制御過程あるいはコントロールをもっている．この一連の様式から，システムの出力として適応反応と非効果的反応が生じる **(図3-24)**．

看護ケアには，個人・集団を対象とする，つまりいずれのサイズでも適応看護モ

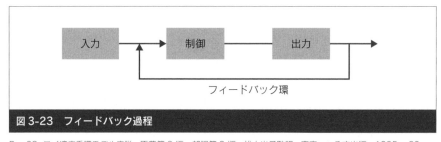

図3-23 フィードバック過程

Roy SC. ロイ適応看護モデル序説，原著第2版・邦訳第2版．松木光子監訳．東京：へるす出版；1995.p.23

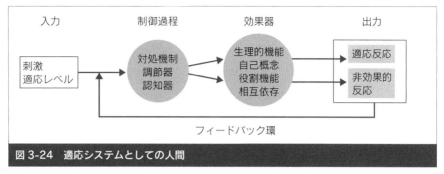

図 3-24　適応システムとしての人間

Roy SC. ロイ適応看護モデル序説, 原著第 2 版・邦訳第 2 版. 松木光子監訳. 東京：へるす出版；1995. p.23 より改変

デルを用いることができるとし, ケアの受け手（個人・集団）を適応システムとしてとらえている.

1) 入力：刺激・適応レベル

適応システムとしての人間は, 絶えず外部環境から, また身体・心の内部環境から何らかの刺激を受けて生活し, 行動し, 生命を維持している. ロイは, 人間の環境を内的・外的刺激として広くとらえ, 刺激には以下の 3 種があるとしている[77].

- 焦点刺激：人間の行動に直接的な影響を及ぼしている刺激
- 関連刺激：焦点刺激によって引き起こされる行動に影響を与えているほかのすべての刺激
- 残存刺激：信念や態度, 特質など, 人間の行動に影響を与えているかもしれないが, その影響が不確定な刺激

2) 制御過程：対処機制（調節器・認知器）

入力された刺激や適応レベルに対して, 適応システムとしての人間は制御過程が働き, その結果としてさまざまな行動様式をとる. 制御過程とは, 対処機制としてとらえることができ, 人間には調節器, 認知器[78] が備わっている.

- 調節器：神経的・化学的・内分泌的プロセスを通して, 自動的に反応する対処機制のサブシステム
- 認知器：知覚と情報処理, 学習, 判断, 情動の複雑なプロセスを通して反応する対処機制のサブシステム

3) 効果器：生理的機能様式・自己概念様式・役割機能様式・相互依存様式

ロイは, 刺激が入力されると対処機制制御過程が働き, その結果として出現する行動様式を効果器と呼んだ. 効果器として出現する行動様式は, 生理的機能, 自己

概念, 役割機能, 相互依存のそれぞれの活動の行動様式である[79-82].

• 生理的機能様式：5つの基本的ニーズと4つの生理機能を含む. これらの行動
様式は解剖学や生理学, 病態生理学, 化学に裏づけられる行動
ととらえることができる.

〈5つの基本的ニーズ〉

① 酸素化：身体に必要な酸素と心臓血管系を含む循環・呼吸に関連する機能

② 栄養：機能維持, 成長促進, 損傷組織の再生に必要な食物摂取に関連する機能

③ 排泄：腸や腎臓の代謝産物である老廃物を含む生理的過程の機能

④ 運動と休息：身体全体の最適な生理的機能を保つために必要な活動と休息

⑤ 防衛：免疫と同様のメカニズムを含む防衛機能や皮膚・粘膜などの保護機能

〈4つの生理機能〉

① 感覚：感覚器（視覚・聴覚・触覚・味覚・嗅覚）の機能, 疼痛の感覚の機能

② 体液電解質, 酸・塩基平衡：生命維持に必要な水と電解質のバランスの機能

③ 神経機能：身体の器官の活動や過程の調整, 身体の働きや知的活動の制御や調
和のための機能

④ 内分泌機能：ホルモンの分泌により身体を調和するための機能

• 自己概念様式：個人の人格的側面にかかわる行動であり, その人がある時点で
抱いている自分自身についての考えや感じ方が合成されたも
の. 特に他者の反応を知覚することによって形成され, その人
の行動を導いていくもの. 身体的自己と個人的自己が含まれる.

① 身体的自己：身体的特性, 機能性, 性別, 健康−疾病状態および外見など, 自
分の身体的なことに関するその人自身の評価. 身体感覚, ボ
ディイメージが含まれる.

② 個人的自己：自分の特性や自己の可能性, 価値, 真価などに対する各自の評価.
自己一貫性, 自己理想, 道徳的・倫理的・霊的自己が含まれる.

• 役割機能様式：人が社会の中で占める役割に焦点を当てたものである. 他者と
のかかわりの中で, 自分がどのような存在であるかを知り, 行動
するためのニーズとしてとらえられる. また, その人が社会の中
でどのような役割をもち, それによってその人の生活や行動が
どのように影響されているかに関連するものである (表3-8).

• 相互依存様式：愛情や尊敬, 価値を対人関係の中で与えたり, 与えられたりする
相互関係に焦点を当てたものである. 対人関係における相互依
存とは, 人と人との密接な関係で, 他者を愛し, 尊敬し, その価
値を認めると同時に, 他者からの愛や尊敬そして価値を受け入
れることである. 主要な関係性として, 重要他者, サポートシス

表 3-8　役割機能

分類	概要
一時的役割	現在の発達段階において年齢と性別によって規定される役割であり, 行動の大部分を決定するものである (例：青年期男性, 壮年期女性など)
二次的役割	一次的役割と発達段階に応じた課題を達成するために期待される役割で, 社会における集団との関係や仕事に関連して生じる一般的役割 (例：夫, 妻, 父, 母, 学生, 看護師など)
三次的役割	一時的に個人が自由に選択し従事する自主的役割 (例：野球のメンバー, PTA 役員など)

George JB 編. 看護理論集増補改訂版—より高度な看護実践のために. 南裕子, 野嶋佐由美, 近藤房惠訳. 東京：日本看護協会出版会；1998. p.260, 小田正枝編. ロイ適応看護理論の理解と実践. 東京：医学書院；2009. p.25, 103 を参考に作成

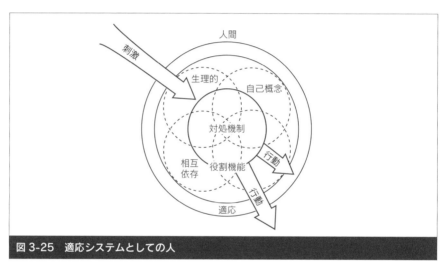

図 3-25　適応システムとしての人

Andrews HA, Roy SC. ロイ適応看護入門. 松木光子監訳. 東京：医学書院；1992. p.51

　　　テムを相互依存の視点として挙げている (図 3-25).
　① 重要他者：その人にとって最も意味のある重要な人. 親, 配偶者, 友人, 家族
　　　　　　　など
　② サポートシステム：その人の相互依存ニーズの充足を促進する人々やグルー
　　　　　　　プなど

b ── ロイ適応看護モデルに基づく看護過程

　適応システムとしてとらえた人間モデルを看護と結びつけたことが特徴である. ロイは看護過程について「データを収集し, 問題を明らかにして, アプローチを選択, 実行した後, 結果として健康を促進し, 生命の質を高め, 尊厳ある死を目指したケアを行うことができたか否かについて評価すること」[83] と定義している.

　ロイ適応看護モデルに基づく看護過程の特徴は, アセスメントを行動のアセスメ

第1段階	**行動のアセスメント（第 1 段階アセスメント）** クライエントの行動について 4 つの適応様式に沿ってデータ収集する．その行動を査定し，適応行動か非効果的行動かを選択する

第2段階	**刺激のアセスメント（第 2 段階アセスメント）** 行動のアセスメントで明らかにされた行動に影響を及ぼしている因子を明らかにし，焦点刺激・関連刺激・残存刺激に分類する

第3段階	**看護診断** アセスメントの結果得られた，クライエントの適応行動または非効果的行動を影響因子とともに示し，適応状況を診断する

第4段階	**目標設定（期待される成果）** 変化，強化すべき行動を明確化し，看護援助によって期待される成果（行動）を明確に記述する

第5段階	**看護介入（看護計画・実施）** 目標達成のために援助方法を選択し，実施する

第6段階	**評価** クライエントの行動目標が達成できたか評価し，看護介入の効果を判断する

図 3-26　ロイ適応看護モデルにもとづく看護過程の展開

松木光子編．休波茂子著．ロイ看護モデルを使った看護の実践，第 2 版．東京：ヌーヴェルヒロカワ；2004．p.30
より作成

ントと刺激のアセスメントに分けて考えている点である（**図 3-26**）．具体的には以下のとおりである[84]．

第1段階アセスメントは4つの適応様式（生理的機能，自己概念，役割機能，相互依存）で行動を査定し，その行動が適応行動か非効果的行動かのいずれかを選択する．そうしてクライエントの行動と適応状態について主観的・客観的データを収集する．なお，ここでの行動とは特定の環境下における行為や反応である．行動は健康状態の変化にどのように対処しているか，どう適応しているかを示す指標の1つとなる．

第2段階アセスメントはその行動に影響を及ぼしている因子（刺激）を明らかにし，

項目	要点	方法
観察	観察者の五感を通してクライエントの情報を集める	視覚・聴覚・触覚・嗅覚などの五感を使ってクライエントの行動や身体的特徴（顔色、皮膚色、呼吸の状態など）の観察を行う
測定	測定できる行動を正常値と比較する	① 診査技術を使っての測定 　視診：視覚・嗅覚を使って身体の状態を確認する 　触診：手を使って、その感覚で身体の性状・温度・運動性などを確認する 　打診：手指や打診器具を使い、発生した打診音で体構造・サイズ・密度の確認をする 　聴診：聴診器を使って呼吸音・心音・腸音を確認する ② 生命徴候の測定（バイタルサイン、意識レベルなど） ③ 検査データの確認
面接	クライエントの話をよく聴き、意識的に質問を行って、行動に関するデータを集める	面接技術の活用（相互作用・コミュニケーション）

表 3-9　アセスメントに必要な技法

松木光子編 . 休波茂子著 . ロイ看護モデルを使った看護の実践, 第 2 版 . 東京：ヌーヴェルヒロカワ；2004. p.42 より改変

適応を促進するための効果的な介入方法を導き出すために，それらの因子を焦点刺激，関連刺激，残存刺激の3種類に分類する．そしてその人の行動が適応行動か非効果的行動かを明らかにする．アセスメントに必要な技法には**表3-9**がある．

第3段階では，アセスメントに基づいて関連した適応状況を診断する．看護診断とは，アセスメントの結果得られた実在または潜在的現象に関して，要約または概念（名前）で示すことである．これは看護上の問題であり，誰にでも理解できる表現で簡潔に明示することが重要である．

第4段階はこれらの過程を経て変化させるべき行動と強化すべき行動を明確にし，看護目標を設定する．看護介入の一般目標は，クライエントの適応行動を維持・強化することにより非効果的行動を適応行動に変化させることである．クライエントと看護者が目標を達成するために，クライエントに起こっている問題を正しく認識し，より望ましい状態（効果的な適応行動）へと変化させていくことを共通認識していく．期限や期待される行動変化を具体的に記述し，クライエントを主語にした行動目標で記述する．

第5段階は看護介入（看護計画・実施）である．看護計画は焦点刺激，関連刺激，残存刺激を除去したり，削減したり，変化させることで，人間の内的，外的刺激を管理する．適応行動を強化し，非効果的行動を変化させ，適応へと促進することを目

指している.

第6段階では，行動目標が達成できたかどうか看護介入の効果を評価する. 達成できた場合は適応行動であり，達成できない場合は非効果的行動ととらえる. 結果としての行動が評価されると以下の視点から原因を探り，看護アプローチは必要に応じて修正される.

・目標は現実的で具体的であったか
・看護計画は適切であったか
・実施は計画どおりできたか
・情報の不足はなかったか
・情報の解釈・判断・分析・推測などは妥当であったか
・看護診断は妥当であったか

❸ 理論の実践への活用

ロイ適応看護モデルは，文字どおり適応に焦点を当てた看護理論であり，人間を変化する環境への適応様式をもつ生物，心理社会的存在とみなし，かつ健康と疾病の状況においてそれぞれの様式で看護過程を通じて人間の適応を促進させるように働きかける看護へのアプローチである. そして健康と疾病に対処する人々の適応過程を促進するために看護師ができることについて分類し，予測し，記述することができるものをロイ適応看護モデルと言うことができる.

ロイ適応看護モデルにおいてはアセスメントの枠組みを4つの様式でとらえており，クライエントの行動をとらえる際，生理的機能，自己概念，役割機能，相互依存の4つの行動を理解することが，クライエントとクライエントが体験している状況を理解することにつながる. すなわち，この4つの行動様式は観察の中心であり，対象理解，援助の中心ともなり得るといえる.

看護活動の流れを考えてみると，以下のプロセスで看護実践を行っていくことを示している.

1　看護師はクライエントの4つの適応様式のアセスメントを行う.
2　その中で気になる適応行動を選択する.
3　その気になる適応行動（適応行動であっても非効果的行動であっても）に影響を与えているクライエントを統合的にとらえたあらゆる内的・外的状態—刺激のアセスメントを行う.

4 変化・強化すべき行動を明確化して，看護目標を設定する．この際，目標設定がクライエントの行動レベルで記述できることが大切である．

5 変化・強化すべき行動に影響を与えている刺激の除去，増減の変化に関して看護介入を行う．

6 クライエントの内的・外的刺激の管理はどうか，非効果的行動は改善したか，対処能力の拡大がなされたか，などの評価を行う．

この適応理論の活用の結果，クライエントの適応行動の拡大・促進がみられたときに看護の目的が達成される．

このように，クライエントの適応を目指した看護実践を行う場合，ロイの提唱した6段階の看護過程を活用することができる．1つひとつの看護過程をたどっていくことにより，環境により刺激を受けたクライエントに対する適応に向けた看護診断の確定，目標設定，看護介入の方向性の決定につなげていくことができる．

引用文献

1）George JB. 看護理論集増補改訂版—より高度な看護実践のために．南裕子，野嶋佐由美，近藤房恵訳．東京：日本看護協会出版会；1998. p.37.

2）Nightingale F. 看護覚え書—看護であること・看護でないこと，第6版．湯槇ます，薄井坦子，小玉香津子，他訳．東京：現代社；2000. p.15.

3）野嶋佐由美．明解看護学双書1—基礎看護学 I，改訂第2版．山崎智子監修．京都：金芳堂；2004. p.12.

4）前掲書2）p.84.

5）前掲書3）p.11.

6）前掲書3）p.13.

7）Henderson V. 看護の基本となるもの．湯槇ます，小玉香津子訳．東京：日本看護協会出版会；2016. p.27.

8）Henderson V, Wiedenbach E, 他著．新版・看護の本質（看護学翻訳論文集1）．稲田八重子，池田明子，薄井坦子，他訳．東京：現代社；1996. p.16.

9）前掲書7）p.11.

10）前掲書7）p.19.

11）Orem DE. オレム看護論—看護実践における基本概念，第4版．小野寺杜紀訳．東京：医学書院；2005. p.213.

12）前掲書11）p.45-7.

13）前掲書11）p.320. 6.

14）前掲書11）p.209. 13.

15）前掲書3）p.20.

16）Peplau HE. 人間関係の看護論．稲田八重子，小林冨美栄，武山満智子，他訳．

東京：医学書院；1973. p.16.

17）前掲書16）p.15.

18）前掲書16）p.17-44.

19）前掲書16）p.45-75.

20）前掲書16）p.11.

21）前掲書3）p.22.

22）Tomey AM, Alligood MR. 看護理論家とその業績，第3版. 都留伸子監訳. 東京：医学書院；2004. p.426.

23）Travelbee J. 人間対人間の看護. 長谷川浩，藤枝知子訳. 東京：医学書院；1974. p.34.

24）前掲書23）p.45.

25）前掲書23）p.18.

26）前掲書23）p.180.

27）前掲書23）p.56.

28）前掲書23）p.231-2.

29）前掲書23）p.89.

30）前掲書23）p.90.

31）前掲書23）p.93-103.

32）前掲書23）p.110.

33）前掲書23）p.136.

34）King IM. キング看護理論. 杉森みど里訳. 東京：医学書院；1985. p.4.

35）前掲書34）p.177.

36）前掲書34）p.179.

37）前掲書34）p.194.

38）前掲書34）p.22.

39）前掲書34）p.181-2.

40）前掲書34）p.178.

41）前掲書22）p.238.

42）前掲書3）p.24.

43）Malinski VM, Barrett EAM編. マーサ・ロジャーズの思想・ユニタリ・ヒューマンビーイングスの探究. 手島恵監訳. 東京：医学書院；1998. p.155. 7.

44）前掲書43）p.30-1.

45）Rogers ME. ロジャーズの概念枠組み宇宙時代における看護－看護研究. 1991；24（3）：268-79.

46）前掲書1）p.323.

47）Watson J. ワトソン看護論―ヒューマンケアリングの科学，第2版. 稲岡文昭，稲岡光子，戸村道子訳. 東京：医学書院；2014, p.96.

48）前掲書47）p.52.

49）前掲書47）p.50.

50）Watson J. Nursing: Human Science and Human Care: A Theory of Nursing. National League for Nursing. 1988.

51）前掲書47）p.57.

52）Watson J. ワトソン看護論―人間科学とヒューマンケア. 稲岡文昭, 稲岡光子訳. 東京：医学書院；1992. p.84.

53）前掲書52）p.82.

54）前掲書47）p.125.

55）前掲書47）p.112-3.

56）Watson J. Nursing: The Philosophy and Science of Caring, Boston: Littele Brown. 1979

57）Watson J. Nursing: The Philosophy and Science of Caring（revised ed.）. Boulder, CO: University Press of Colorado. 2008.

58）前掲書47）p.105.

59）前掲書52）p.76.

60）Benner P, Wrubel J. ベナー／ルーベル現象学的人間論と看護－難波卓志訳. 東京：医学書院；1999. p.viii.

61）前掲書60）p.400.

62）前掲書60）p.401.

63）前掲書60）p.9.

64）前掲書60）p.69.

65）前掲書60）p.65.

66）前掲書60）p.11.

67）Benner P. ベナー看護論新訳版 ―初心者から達人へ. 井部俊子監訳. 東京：医学書院；2005. p.254.

68）前掲書67）p.256.

69）前掲書67）p.252.

70）前掲書67）p.39.

71）前掲書60）p.448.

72）Benner P. エキスパートナースとの対話－ベナー看護論・ナラティブス・看護倫理. 早野真佐子訳. 東京：照林社；2004. p.165-71.

73）前掲書72）p.149

74）Benner P. ベナー 看護実践における専門性：達人になるための思考と行動. 早野ZITO真佐子訳, 東京：医学書院；2015. p.587.

75）前掲書22）p.282.

76）Roy SC. ロイ適応看護モデル序説, 原著第2版・邦訳第2版. 松木光子監訳. 東京：へるす出版；1995. p.22.

77）前掲書76）p.28.

78）前掲書76）p.24-5, p.44-51.

79）Andrews HA, Roy SC. ロイ適応看護論入門. 松木光子監訳. 東京：医学書院；1992. p.47-51.

80）前掲書1）p.258-60.

81）小田正枝編. ロイ適応看護理論の理解と実践. 東京：医学書院；2009. p.23-5.

82）松木光子編. ロイ看護モデルを使った看護の実践, 第2版. 東京：ヌーヴェルヒロカワ；2004. p.34-5.

83) 前掲書79) p.31.
84) 前掲書82) p.30-2.

参考文献

・ライト州立大学看護理論検討グループ. 看護理論集—看護過程に焦点をあて
  て. 南裕子, 野嶋佐由美訳. 東京：日本看護協会出版会；1988.
・Wesley RL. 看護理論とモデル, 第2版. 小田正枝監. 東京：へるす出版：
  1995/1999.
・Nightingale FN. Notes of Nursing；What It Is, and What It Is Not.
  First ed. 東京：幸書房；2007.
・Nightingale F. 普及版看護覚え書 —何が看護であり, 何が看護でないか, 第7
  刷. 小林章夫訳代表. 東京：うぶすな書院；2008.
・Rogers ME. An Introduction to the Theoretical Basis of Nursing.
  Pennsylvania：F. A. Davis Company；1970.
・Rogers ME. ロジャーズ看護論, 第1版. 樋口康子, 中西睦子訳. 東京：医学
  書院；1970/1979.
・Watson J. ワトソン21世紀の看護論—ポストモダン看護とポストモダンを超
  えて. 川野雅資, 長谷川浩訳. 東京：日本看護協会出版会；2005.
・Watson J. ワトソン看護におけるケアリングの探求 —手がかりとしての測定
  用具. 東京：日本看護協会出版会；2003.
・Benner P. ベナー看護論—達人ナースの卓越性とパワー. 井部俊子, 井村真澄,
  上泉和子訳. 東京：医学書院；2001.
・Montgomery CL. ケアリングの理論と実践コミュニケーションによる癒し—
  神郡博, 濱畑章子訳. 東京：医学書院；1993/1995.
・Smith MC. Caring and the Science of Unitary Human Beings. Ad.
  Nurs. Sci. 1999；21（4）：14-28.
・Watson J. 実践に取り入れるガイドとしてのワトソンのヒューマン・ケアリ
  ング理論の概要：現場からの例. No. 19. 東京：日本赤十字看護大学；2005.
  p.65-77.
・Leininger MM. Culture Care Diversity and Universality：A Theory
  of Nursing. Massachusetts：Jones & Bartlett Learning.
・Henderson V. Basic Principles of Nursing Care. Maryland：
  American Nurses Association.
・Selye H. The Stress of Life. New York：McGraw-Hill；1956.
・Lazarus RS. Psychological Stress and the Coping Process. New
  York：McGraw-Hill；1966.

第4章

看護現象を理解するための諸理論

1. 人間の基本的欲求—マズローの自己実現論

マズロー（Maslow AH）は，アメリカの心理学者で，人間性心理学（ヒューマニスティック・サイコロジー）の代表的存在である．彼は従来の心理学の二大勢力である行動主義と精神分析理論について，「人間の行動の病的側面，人にとって欠けた部分と精神障害との関連を主な関心とし病理や病的行動に注目しており，それだけでは人間の心理学的に健康で成長へと向かう側面は明らかにされない」と考えた．

たとえば精神分析では，「幼児期に何かが欠けたことによって大人になってから精神的な問題が引き起こされると考えるが，このような人間にとって欠けた部分，病理といわれるものを中心として考えるのは，人間の半分しか研究したことにならない」と説いた．そして，人をより成長しようとする積極的存在，可能性に満ちた存在，自己実現の動機づけをもつ存在であるという考え方に立って研究を重ね，人間の健康で肯定的な側面を探求する"第三の勢力"である人間性心理学を創始した．

マズローは，人間の本性は善であるという基本的立場をとった．そして，この本質的な核心が認められなかったり，抑えられたりすることで病気になると考えた．健康で成熟した人々を対象として，習慣，特徴，人格，能力など精神的健康について調査し，この調査結果から人間行動の動機と人間の生来的な欲求およびその階層構造に関する理論を構築した．

❶ 動機と欲求の階層構造

マズローは，人間は生まれながらにより成長しよう，力を発揮しようとする自己実現の動機づけをもっているものであると考えた．そして研究を通して人格が欲求の階層組織を中心として形成されているという仮説を立てた．

彼によれば，人には欠乏動機（deficiency motivation）と成長動機（growth motivation）とがあり，これらが欠如状態におかれたときに欲求が感じられ，欠如したものが与えられたときに満足感を感じるとした．欠乏動機は，生理的欲求や安全欲求などのいわゆる求める欲求であり，成長動機は，何かを創造し，愛し，成し遂げたいと思うような欲求，いわば与える欲求である．マズローは欠乏欲求が満たされて初めて成長欲求が現れると考え，その階層を提示した（図4-1）．

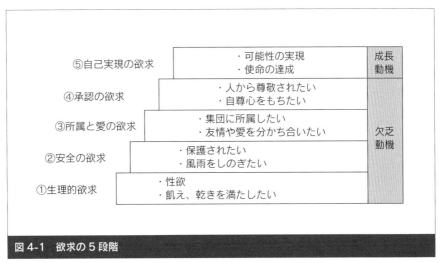

図4-1　欲求の5段階

平木典子. 新版カウンセリングの話. 東京 朝日新聞社 2004. p.31

❷ 人間の基本的欲求

マズローは，人の成長を終局的な自己実現に至るまでの過程としてとらえた．人には普遍的な基本的欲求があり，それらが人を動機づけており，低次の欲求が満たされると次のより高次の欲求が意識され，階層的に順序づけられて自己実現に向かうと考えた．マズローのいう人間の基本的欲求は，①生理的欲求，②安全の欲求，③所属と愛の欲求，④承認の欲求，⑤自己実現の欲求である（**図4-1**）．

1) 生理的欲求
"生理的欲求"は，人間が自分の身体を正常に保つために必要な基本的欲求であり，食欲や睡眠の欲求，排泄の欲求，性的欲求などが含まれる．生理的欲求はあらゆる欲求の中で最も優勢であり，これが満たされないとほかの欲求は存在しなくなるか，あるいは背後に押しやられてしまう．逆に，生理的欲求が満足することによってより社会的な目標をもって活動することを可能にする．

2) 安全の欲求
生理的欲求が比較的十分に満足すると，次に新たな欲求が出現する．それは，"安全の欲求"である．これは安全で秩序だった世界の中で，保護され守られる欲求である．悪政や戦争，事故，災害，犯罪などの危害を受けず，安全に生きていくことへの欲求である．

3) 所属と愛の欲求
生理的欲求，安全の欲求がかなり十分に満たされると，次に"所属と愛の欲求"が

起こってくる．これは友人や恋人，夫や妻，親や子どもなどとの愛情に満ちた関係や，自分が所属しているグループ内で認められることを求める欲求である．愛の欲求は，与える欲求と受ける欲求との両方を含む．

4）承認の欲求

人は，自分に対する高い評価や自尊心，他者から尊重され尊敬されることに対する欲求をもっている．"承認の欲求"は2つに分類される．1つは強さ，業績，熟練，資格，世の中に対して示す自信，独立と自由など自己を優れた存在だと自認する自尊心の欲求である．もう1つは，他者から受ける尊敬や尊重，評判や名声，地位，他者に比較した優勢，他者からの関心や理解などの欲求である．これらの欲求が満たされないと劣等感，弱さ，無能さの感情を生み出す．

5）自己実現の欲求

生理的欲求，安全の欲求，所属と愛の欲求，承認の欲求がある程度満たされると，人間は自分のなり得る自分になること，自分のもっているものを十分に開発し，発揮して自分を最高の状態に高めたいという"自己実現の欲求"が出てくる．

自己実現とは人がその可能性，潜在能力を開発し，自己のもつ能力や人間性を最高に実現しようとすることである．その現れ方は人それぞれで個人差が大きく，芸術，スポーツ，学問のような形もあれば，よき母親であることのような形もある．"生理的欲求""安全の欲求""所属と愛の欲求""承認の欲求"が満たされたとしても，人が自分に適していると考えられることをしていないならば不安や不満が生じてくる．

以上のように，マズローは人は欠乏動機を満たそうとしてのみ生きるのではなく，それがある程度満たされることにより，真の成長動機である自己実現の欲求が現れるとした．欲求の階層には基本的な順序がある．しかし必ずしもすべての人に同様に当てはまるとは限らないということも理解しておく必要がある．

看護の対象となる人々は，病によってさまざまな欲求が満たされない，あるいは欲求を満たすことが難しい状況にある．そのような状況にあっても，人としての基本的な欲求が可能な限り満足できるよう支援し，尊厳的に生きることを支えるケアが重要である．

2. 発達理論

発達は，一生涯持続するものであるが，小児期が最も速やかに進む．人の心の発達についての理論は特に小児期において発展しており，著名な理論家として，フロイト，マーラー，エリクソン，ピアジェなどがいる．

❶ フロイトの精神分析と精神力動理論

精神分析はもともと精神病理学者であり，のちに精神科医となったフロイト（Freud S）が臨床的治療経験を通して発見した理論である．人間の精神現象，ひいては行動を，無意識の領域における働きまでも含めて局所的（構造的），力動的，経済的，発達的，適応的な観点から理解しようとするものである．フロイトの考えを基盤として多くの理論が展開され，治療法として用いられた．フロイトは心の発達を口唇期，肛門期，男根期，潜伏期，性器期の5つの段階に分けた．

a── 口唇期（生後1歳頃まで）

生後1歳頃までの子どもの緊張と喜びの主要な部位は口唇部である．口唇期は発達の最も早期の段階であり，欲求，知覚，表現の方法は主に口，口唇，舌などの器官に集中する．口渇や空腹，乳首やその代用によって引き起こされる快適な感触，嚥下や満腹感に伴う感覚が含まれる．口唇緊張状態になるとそれが満足されることを求め，噛みつく，吐き出す，泣くなどの形で攻撃性が表現される．

この時期，乳を与え生命を維持してくれる対象に対して信頼を確立するが，口唇満足や欠乏が強いと病理学的特性の原因となる．たとえば過度に依存的で他者に世話をしてもらうことを求める，ねたみや嫉妬が激しいなどである．口唇期が問題なく解決されると，過度の依存や嫉妬を抱くことなく他人に与えたり他人からもらったりすることができ，自分を信じるに足る人間であるという感覚が養われて，他人を信頼する力も身につく．

b── 肛門期（1〜3歳頃）

肛門括約筋の発達により，大便の保持と排出の自発的な調節が可能になることに関連した精神・性的発達の段階である．トイレットトレーニングにおいて大便を保持するか排出するかを巡って親と葛藤する．親への依存から自立を求める時期であり，独立心を確立しようとする．この時期に問題が生じると几帳面，頑固，わがまま，けちなどの性格特性に結びつく．問題なく解決されれば自律性，自己決定

能力, 自発性の能力の基礎ができる.

c —— 男根期 (3〜5歳頃)

生殖器への興味, 刺激, 興奮に注目が向けられる時期で, ペニスが重要な興味の
対象である. 異性の親に対して無意識のうちに性的な願望, 幻想を抱き, 結婚し
たいと望み, 同時に同性の親が排除されることを願い葛藤する (エディプス・コンプ
レックス). そのため, 男の子は同性の親からとがめられ, 性器を取られたり傷つ
けられたりするのではないかという恐怖 (去勢不安) が, 女の子は自分の性器への
不満と男性の性器を所有したいという欲求 (男根羨望) がみられる.

この時期, 性愛的関心を性器や性器の機能に集中させることにより, 性同一性の
基礎が確立する. エディプス葛藤が解決されると欲動衝動を超自我 (本能的欲求を
禁止する良心や道徳の機能) によって制御し, 衝動を建設的な目的に方向づけること
ができるようになる.

d —— 潜伏期 (5〜6歳から11〜13歳頃)

エディプス・コンプレックス解決後から思春期までの, 性的衝動が比較的おとな
しい時期である. 超自我と自我機能のいっそうの成熟により, 本能的な衝動をか
なり調節できるようになる. 男女とも同性と過ごすことが多くなり, 学びや遊び
にエネルギーを使い, 対処能力が向上する. 性役割が強化されるようになり, 教
師や指導者など家族以外の重要な人々とのかかわりが広がり, 自我機能が強化さ
れる.

e —— 性器期 (11〜13歳から若年成人期頃)

この時期には, 性器機能や内分泌系の生理的成熟により欲動が強くなり, 精神・
性的発達におけるこれまでの段階の葛藤が再び始まり, より成熟した性同一性,
成人としての同一性獲得へと向かう. この段階の課題解決がうまくいかないと,
成人となったときの性格に病的な欠陥が生じる. 反対にうまくいくと親への依存
や愛着から離れ, 社会人として成熟した人格と一貫した同一性を獲得することが
できる.

❷ エリクソンの自我発達の8段階

エリクソン (Erikson EH) は, ドイツ生まれの精神分析家である. 彼は出生のときす
でに両親が離別しており, 生涯実父を知らずに育った. 画家としてヨーロッパ各
地を転々とするうちに, ウィーンでフロイトに出会い晩年の弟子として学び, 基本
的信頼, 自我同一性 (アイデンティティ), ライフサイクルといった概念を提唱した.

表 4-1　エリクソンの心理社会的段階とそこで直面する課題と危機

乳児期	基本的信頼 対 不信
前児童期	自律性 対 恥, 疑惑
遊戯期	自発性 対 罪悪感
学齢期	勤勉 対 劣等感
青年期	自我同一性 対 同一性拡散
成人前期	親密 対 孤独
成人期	生殖性 対 停滞
成熟期	統合性 対 絶望

エリクソンは人間の生涯を漸成的発達としてとらえ, ライフサイクルを8段階に分けた. そしてそれぞれの発達段階を"危機"の様相としてとらえ, 段階ごとに直面する心理社会的課題と危機について述べた (**表 4-1**).

a ── 乳児期 (0〜18カ月頃): 基本的信頼 対 不信

この時期, 乳幼児は口を通じて生き, 口で愛する. 提供されたものを受け取り, 求めるものを引き出すことを学ぶ. そして次第に受け身ではなく感覚を求めて手を伸ばし, 周りにあるものをつかもうとするようになる. そして母親あるいは主な養育者との最初の経験から基本的信頼が築かれる. すなわち, 母親や主な養育者が一貫して適切なときに要求に対応してくれるという体験の繰り返しによって, 同一性の基本的感覚, 基本的信頼感を獲得していく.

この時期のよい体験が基盤となって, 自分を取り巻く世界, その代表者であり対人世界を象徴する母親, そして自分自身の存在を肯定的に受け止められるようになっていく. エリクソンは, この最も早期の二者関係において信頼の基本的感覚や希望を身につけることができないと, 統合失調症に特徴的な引きこもりや退行が生じやすくなると説いた.

b ── 前児童期 (18カ月頃〜3歳頃): 自律性 対 恥, 疑惑

話す能力や排泄の調整能力が発達する中で, 幼児は保持と放出の社会様式を身につけ, 意思の目覚めを経験する. このとき, 親の調節が強すぎたり早すぎたりすると, 幼児が自分の力で調節しようとすることを妨げることになる. 自立の感覚が適切に育めないと, 疑惑と恥の気持ちが自由な意思をむしばむことになる.

c ── 遊戯期 (3〜5歳頃): 自発性 対 罪悪感

運動機能と言語技能が発達し, 外の世界とのかかわりが増大する. 子どもの好奇

心は高まり，より広い範囲を探索しそれを征服するというような全能的幻想を抱くようになる．異性の親を自分のものにしたいという幻想のために同性の親と競争し，エディプス・コンプレックスが優勢となる．しかしそれが失敗し罪悪感と不安を味わうこととなる．そして子どもはその葛藤がより少なくてすむよう，家庭の外，社会に向かっていき自発性が伸びてくる．

d ── 学齢期（5〜13歳頃）：勤勉 対 劣等感

子どもは生産の喜びを発見するようになり，新しい技術を学んで勤勉さを身につけていく．この時期は，学校で系統的な教育を受ける時期であり，その中で教師と自分の同一化を体験する．この時期への準備がなされていない子どもは劣等感や不全感をもつようになる．社会的に最も重要な段階であるため，教師や他の役割の者を見習う形で，子どもが劣等感を克服し徳を身につけることが重要となる．

e ── 青年期（13〜21歳頃）：自我同一性 対 同一性拡散

思春期になり，社会的にも生理的にも変化が大きく，自我同一性（アイデンティティ）の問題が主要なテーマとなる時期である．自我同一性とは，自分が自分として存在しているといういきいきとした実存的な意識と，その自分が社会の一員として社会との間に内的な一貫性をもって活かされているという安心感が統合されたものである．青年は，自分が他人にどう見えているのかについての関心が高くなり，青年期の終わり頃になると徒党を組んだり，同一性の危機が訪れる．

この時期の危機は正常なものであるが，それをうまく越えられないと確固たる同一性が築けず，同一性の拡散や役割の混乱に苦しむこととなる．すなわち，自我の感覚がなく社会のどこに属するかを見出せず混乱した状態となる．役割の混乱は家出や犯罪，精神病の顕在化といった障害として表れる．

f ── 若い成人期（20〜40歳頃）：親密 対 孤独

性的な愛だけでなく，親密さが重要となる時期である．若年成人にとっての親密さは，忠誠と密接に結びついていて，犠牲や妥協を求められても有形の同盟，強い友情，協力への忠誠を誓い，それらを果たす．しかし，それらが自我を喪失する恐怖にとらわれるまでになると自己を孤立させることになり，引きこもりにつながる．これは親密さに関連した葛藤から生じた病的な状態である．

g ── 成人期（40〜60歳頃）：生殖性 対 停滞

エリクソンは，生殖性とは次世代をつくり導こうとする配慮のことであるとし，自分の子孫を育て教育するという意味よりは，むしろ全世代や社会制度に対する保護的な関与を指す．すでに親密な関係を築く能力をもっている成人が，自我を

集団や組織, 社会に対して向けるようになる時期である.

生殖行動を通して知識と技術を伝承し, 同時に社会で年長者としての権威と責任の役割を果たすという満足を得ることができる. これを身につけることができないと, 組織への責任を避けるようになったり, アルコールや薬物乱用, 性的な現実逃避行動のような深刻な人格的停滞を招くことになる. これにより組織や社会へも影響を及ぼすことになる.

h —— 成熟期 (60歳頃〜死):統合性 対 絶望

統合とは, 自分にとって唯一のライフサイクルを受け入れ, 自分にとって重要であった人を受け入れることである. 自分の人生に対する責任を受け入れることで重要他者を愛することができる. 英知という徳と統合を身につけた人は, 死が近づいていることにも耐えることができる.

この最後の発達段階について, エリクソンは「統合を自分の財産と考え, その最終的な地固めができれば死はその痛みを失う」と述べた. そして「健全な子どもは, 年長者が死を恐れないほどの十分な統合に達していることを見ることができれば, 人生を恐れないだろう」と述べた. この統合に失敗すると, 人は外的世界に対して深い嫌悪を抱き, 死への恐怖や絶望を抱く.

❸ マーラーの分離・個体化理論

マーラー (Mahler MS) は, ハンガリー生まれの小児科医であり, 児童精神科医, 精神分析医であった. 生後5カ月から3年目の終わりまでの子どもと母親の日々の自然発生的な関係を参加観察し, そのデータを分析して, 乳幼児が母親との未分化な存在から一個の独立した個人として誕生するまでの精神内的過程を研究した. そして分離・個体化理論を提唱した.

分離とは, 乳幼児が愛着と依存の対象である母親と自分が別な存在であるという事実を知的にも情緒的にも明確に納得することである. 個体化とは, 自分で自分のことを処理し, 自分の感情や欲求を自分1人でコントロールすることができる自律性を身につけることである. 乳幼児は分離と個体化の内的な過程を経て, およそ36カ月で一個の独立した個人として誕生するとし, 分離・個体化は大きく3つの段階で達成されるとした.

a —— 正常な自閉期 (生後数週間)

この時期の乳児は胎児に近い状態である. 心理的過程よりも生理的過程のほうが優勢であり, 自分の心の世界と外の世界の区別がついていない. "無条件の全能的

自閉球"に属しており，まだ母親を認識していない．不快な緊張から脱しようとする試み（排尿，排便，嘔吐，くしゃみ，咳など）をするが，この試みと母親の世話によるものとを区別できない．

b —— 正常な共生期（生後2〜6カ月）

ぼんやりと養育してくれる対象を意識するようになる．自分の空腹などの欲求による緊張緩和は自分でしているのではなく，外界の力，多くは母親がやってくれているものであることに気づくようになる．しかし，乳児と母親との境界は未だ融合的で，乳児が空腹感を感じているときなどは境界が鮮明だが，欲求が満たされ欲求が解消してしまうと境界は消え，再び融合的になる．共生段階は，乳幼児が刺激に対して知覚的情緒的関心を増加させる時期であるが，まだ内と外，自己と他者の分化は始まらない．

c —— 分離・固体化期（生後5〜36カ月頃）

この時期は，子どもの歩行能力が発達する．子どもが歩けるようになるということは，単に子どもの身体機能が発達したということを意味するだけでなく，母親から身体的に分離して行動できる能力が発達し始めているということでもある．3歳頃になると，個として母親とは分離した自分自身のイメージを身につけ始める．分離・固体化期はさらに以下の4段階に分けられる．

1）分化期（生後5〜10カ月頃）

はいはい，つかまり立ち，つたい歩きなどによって自分の力で少しずつ移動できるようになる．母親に対する身体的な依存が減少してくる．母親に属するものとそうでないものを区別するようになり，母親の髪の毛や耳・鼻を引っ張ったり，身体を反らして母親をもっと見ようとしたり，母親がつけているブローチやメガネ，ペンダントなどを発見し触ったりする．なじみあるものとないものとを区別するようになり，8カ月くらいで人見知り不安がみられる．

2）練習期（生後10〜16カ月頃）

運動能力が急速に発達する．歩行できるようになり，人間や環境に対して積極的に探索し始める．幼児は母親から離れて自分が関心あることに熱中する．身体の興奮，感覚的反応性が高まる．しかし，幼児は離れていくばかりではなく，母親からの愛情を補給するために周期的に母親のもとへ帰る．このとき母親は幼児にとっての安心できる基地（home base）である．したがって，子どもに対して情緒的に適切に応答してくれる母親の存在は非常に重要である．

3）再接近期（生後16～25カ月頃）

幼児は自分が母親から離れる能力があることを知り，自分の意志で好きなところへ行き好きなことができるという喜びを感じると同時に，分離不安が大きくなる．母親がどこにいるか常に関心をもっており，母親を求める積極的な行動が増大する．自分の体験のすべての面に母親が関心をもち，分かち合ってくれることを強く期待している．どの幼児も，親が自分を受け入れてくれるか拒否するかということに大変敏感で，非常に傷つきやすい時期でもある．

4）個体性の確立と情緒的対象恒常性の始まり（生後25～36カ月頃）

言語によるコミュニケーションや，空想，現実検討などの複雑な認知機能の発達が特徴的な時期である．母親が実際に自分のそばにいなくても，幼児は自分の記憶や空想の中で母親を思い出すことができ，不在であるにもかかわらずその母親によって支えられる（対象恒常性）．

❹ ピアジェの発達段階説

ピアジェ（Piaget PJ）は，スイス生まれの発達心理学者である．主に認知機能の発達の研究に取り組み，発達段階説として理論を構築した．ピアジェは発達を構造の変化と考えた．ヒトは生まれながらに生物体としてある構造をもっているが，発達の過程でより安定した構造へと変化する．その変化の要因となっているのが同化と調節であるとした．同化は外界のものを自分の中に取り込む働きであり，そのときに取り込みやすいように対象を変えることである．一方，調節は外界の対象に合わせ順応するために自分の行動を変えることである．ピアジェは認識の発達においてこのような主体の能動性が基本にあると考えた．

また，ピアジェは認知機能の発達が生じる要因として，従来から挙げられていた成熟，経験，社会的伝達に加え"均衡化"という概念を挙げた．これは成熟，経験，社会的伝達を包括してより安定した構造に統合するような内部的な自己統制の過程を指す．ピアジェは，認知機能はより均衡化した構造への移行であるとし，この過程を4つの発達段階に区切り理論化した．

a ── 感覚運動的知能の時期（誕生～2歳頃）

この時期は，もっぱら感覚と運動により外界に適応する時期であり，まだ言語などの象徴機能は働かない．新生児のうちは反射が中心であり外界に反応するだけである．単純な反応は外界とのかかわりを繰り返すことによって少しずつ修正されて安定化する．また，経験を重ねることで適応的な行動が獲得されていく．

子どもは感覚運動的に外界を知り，自分自身が環境のほかの事物とは違うということを理解するようになる．また，事物が隠れて見えなくなったとしても，どこかには存在するという対象の永続性がわかるようになり（対象恒常性），それを思い浮かべることができる象徴機能，表象機能が現れ始める．

b ── 前操作期（2歳頃から7〜8歳頃）

言語を使ったり，イメージを働かせたりする機能が発達してくる．思考過程において，動作を伴わなくても処理できるようになってくる．ピアジェはこのような内部的に安定し均衡化していくことを「操作」と呼んだ．この時期は操作ができるまでには至らないが，以後の論理的考え方の準備がなされる時期である．思考はまだ非論理的で，言葉の指す概念が十分に抽象化されていない．もっぱら自己本位の視点で物事を理解する（自己中心性）．また，物事の1つの面にのみとらわれる（中心化）傾向，無生物は生きていて感覚や意図をもっていることを信じる（アニミズム）傾向も強い．

c ── 具体的操作期（7〜11歳頃）

この時期は，具体的な物事についての論理的な思考が一応できるようになり，原因−結果思考，可逆性，順序，連続性などが獲得される．また，部分−全体の関係と分類が理解できるようになり，数や長さ，重さ，体積などの概念ができてくる．また他者の視点でみることができるようになる．しかし，具体的な内容を離れて抽象的一般的な思考はまだできない．

d ── 形式的操作期（11歳頃から青年期を通して）

具体的な現実から離れて抽象的一般的な形で，形式的に考えることができるようになる．ある内容についての命題が与えられると，それが現実にあるかどうかにかかわらず，与えられた条件下でそれが生じ得るかどうかを考えることができる（形式的操作）．また，その命題が示す一定条件下で生じ得るあらゆる可能性を考えてみることができ，それと現実の結果とを対比するような仮説演繹的思考が可能となる．そして，組み合わされた構造をつくり上げ，その結果1つのシステムの中の要素を臨機応変に群別できたり，2つの参照システムを同時に使うことができたり，確率の概念が把握できるようになる．

この段階をもって人の思考は完成した機能をもつ．青年は現実的な問題に適応することのみならず，より一般的な理論や理想を思考するようになる．ピアジェの研究は認知を通して個体と環境との関係が形成され，変化する過程をとらえたものである．発達過程において認知の機能が均衡を失すれば，不適応が生じる．同化が過度であると自己中心性に偏り，調節が過度であると常に外界に自分を合わ

せようとして精神の安定を保つことが難しくなるだろう.

3. 危機理論

「危機」(crisis) という用語は, ギリシャ語の「カイロス」という言葉に由来している. ヒポクラテスは病が悪い方向に向かうか, よい方向に向かうかの分かれ目の時点をカイロスと呼び, そのときの病状の特徴を記述している[1]. "分かれ目"をうまく通過すると運が開け, そうでなければ転落する. 危機は危険を伴うものであるが, それを乗り越えることができれば新しい発展を促す大切な時点であり, 危機によって成長を促進する可能性も含んでいる.

❶ 危機の定義

地域精神医学の発展に大きく寄与した精神科医カプラン (Caplan G) は, 危機状態を次のように定義している.「危機状態とは, 人生上の重要目標が達成されるのを妨げられる事態に直面したとき, 習慣的な課題解決法をまずはじめに用いてその事態を解決しようとするが, それでも克服できない結果発生する状態である. 危機状態になると混乱と動揺の時期がしばらく続き, その間, 打開するためのさまざまな試みがなされる. しかし結果的には, ある順応が, その人自身や周りの人によって最もよい結果をもたらすか, またそうではないかもしれない結果で形成される」[2].

もともとは平衡状態であったものが, 何らかの問題が発生し, その脅威に対して対処しようとするがうまくいかないと危機状態が生じる. 危機状態のときには,

1 不安が増大する
2 新しい対処方法を求める欲求が生じる
3 すでにもっていた対処方法が使えなくなる

という状況になる. ここで新たな対処方法を見出して対応することができれば, より健康的な平衡状態を獲得することができる. しかし, 対処ができないと不健康な状態に陥ってしまう. このように危機は, 4〜6週間以上は続かず, いずれにしても何らかの方向に向かって動き, 決着するといわれている (図4-2).

❷ 危機の4段階

カプランは, 危機を4段階で示した.

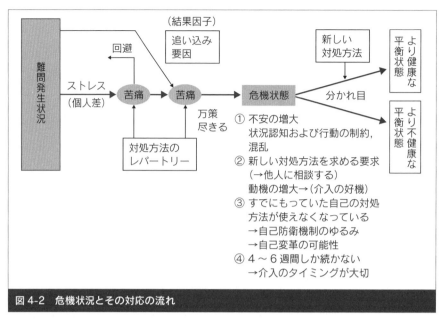

図4-2　危機状況とその対応の流れ

山本和郎 . 危機介入とコンサルテーション . 京都：ミネルヴァ書房；2000. p.37

1　緊張が強くなり，それに対して習慣的な問題解決法を用いて解決しようとする．

2　問題が解決できず次第に緊張は高まる．さらに感情面の混乱が生じてくる．

3　さらに緊張が増大する．そうするとその緊張が強力な内的刺激として働き，内的・外的資源を動員する．緊急の問題解決法が試みられる．

4　問題が持続するとパーソナリティの統合性が失われ，精神が病的状態になる．

❸ 危機理論

危機に関する理解と介入については，フィンクやコーン，アグィレラなどがそれぞれの論を展開している[3]．

a── フィンクの危機モデル

フィンク（Fink SL）は，「危機とは，個々人が出来事に対してもっている通常の対処能力が，その状況を処理するには不十分であるとみなし混乱している状態」とし，危機が生じた後の適応過程についてもモデル化した．危機のプロセスには，①衝撃，②防衛的退行，③承認，④適応，の4段階があるとし，それぞれの段階で必要な看護介入について以下のように述べている．

1）衝撃の段階

危機は衝撃の段階から始まる．この段階は，迫ってくる危険や脅威のために自己

イメージや自己の存在が脅かされ，心理的ショック，衝撃を感じる．パニック状態や無力な状態となり，思考力，判断力，注意力，理解力が低下する．急性的な身体的症状として，胸苦しさ，頭痛や吐き気などを呈する．

この段階の看護介入としては，脅威にさらされている状態であるので，安全に対するあらゆる手段を講じる必要がある．温かく誠実な思いやりある態度で患者のそばに付き添い，静かに見守ることが大切である．場合によっては精神科薬物療法により鎮静を図ることも必要となる．

2）防衛的退行の段階
危機に対して自らを守る時期である．危険や脅威を感じさせる状況に直接的・現実的に直面するにはあまりにも恐ろしく圧倒的なために，無関心あるいは多幸的な反応を示す．これは変化に対する抵抗であり，現実逃避，否認，抑圧，躁的防衛などの防衛機制を用いる．防衛により一時的に不安が軽減し，急性的な身体症状も緩和する．

この段階の看護介入としては，引き続き安心感がもてるようなかかわりが必要である．防衛的退行は不安から自己を守り保護しているという観点から，適応の目的を果たしている．したがって驚異に直面するような働きかけを積極的に行うことはせず，むしろ患者をありのままに受け入れ，温かい思いやりある態度で接する．患者が必要とするときにはいつでも援助し支持する．このような体験を積み重ねることにより，患者は情緒的エネルギーを蓄えることができ，次の段階に進むことができる．強い不安に対する防衛が強すぎたり，病的になったりしていないかに注意を払う必要がある．

3）承認の段階
危機の現実に直面する時期である．もはや変化に抵抗できないことを悟り，自己イメージの喪失を体験する．深い悲しみや苦しみ，強い不安を呈し，再び混乱を体験する．しかしこのようにしながら次第に現実感をもって自己を再調整していく．

この段階になると，危機に対して積極的な働きかけが必要である．患者は自分のおかれた現実を吟味し始めるため，再び安全が脅かされ防衛的退行の段階に後戻りすることもある．しかし逃避的なままでは真の安全は得られない．患者がそれに気づけるように支援する必要がある．患者との信頼関係を基盤として適切な情報の提供，誠実な指示と励まし，現実に関する洞察を深めることを援助する．

4) 適応の段階

建設的な方法で積極的に状況に対処する時期である．適応は危機の望ましい成果であり，新しい自己イメージや価値観を築いていく過程である．次第に当初の不安が軽減する．

この段階では，患者が現実的な自己評価ができるように支援し，成長に対する動機づけの強化を行う．そのためには支援する側にも広範な知識や技術，人的・物的資源が必要であり，それらを有効に駆使して忍耐強くかかわる．

b —— コーンの危機・障害受容モデル

コーン（Chon A）は，疾病や損傷で機能の障害を伴った患者の危機と，障害受容に関するモデルを提唱した．障害を伴った患者の危機の場合，最初は強い衝撃を受けるが，四肢の切断などのように明確な形態の変化や喪失がないので回復への期待を抱きやすい．そして回復の徴候を探したり試したりしながら，やがて回復への望みのないことに気づき，深い悲しみや絶望を伴う強い衝撃に襲われる．このように，障害を伴う患者の危機と適応プロセスは，最初に急激な衝撃を受けるショック性の危機とは違った長く緩やかな受容プロセスをたどる．

障害を受容するということは，自分に障害があること，または機器に依存して生きていかねばならないような疾病・損傷があることを認め，自分の力の限界を認識し，それでも積極的に生き抜く態度をもつことである．コーンはこのプロセスを次の5段階に分けた．

1) ショックの段階

障害が生じた直後，自分にとんでもないことが起こったという衝撃を受ける．しかし明らかな形態の欠損がないため，障害の重大さへの自覚がなく，漠然といつかは治ってもとのようになるだろうと思っている．したがって，この段階では起こった事態に対する不安はそれほど強くはない．

2) 回復への期待の段階

障害を伴ったことを認める初期の段階である．しかし，まだ障害が永続するものとは考えられず回復への期待が強い．わずかな回復の徴候も過大評価する．期待と現実との間で否認，逃避，不安，焦燥を経験する．回復の望みを捨て切れず，障害とともに生きていくという気持ちはわかず，完治することを期待している．ショックの段階や回復への期待の段階では，そばに付き添いカタルシスを促しながら共感的態度で見守ることが大切である．

3）悲嘆の段階

期待していても回復しない状態が続くうちに，障害を伴ったことは否定しようのない事実としてその重大さを認めざるを得なくなる．これまで抱いていた人生設計や希望が阻害され，衝撃を受け，深い悲しみに襲われる．無気力や自暴自棄の状態に陥る．この段階では，現実が認識されて落胆，混乱し，苦悩している．したがって十分に嘆き，悲しむ悲嘆作業（grief work）が重要である．

4）防衛／回復への努力の段階

悲嘆にくれる中で抑うつ的になったり，逃避・退行など心理的防衛反応を起こすが，次第に自分をだめにしているのは障害ではなく，自分自身の気持ち，強さ，意欲のなさにあることに気づき始める．そして障害はあるが克服していけるものであると考え，回復や適応への努力を行うようになる．とはいえ，ときには再び防衛的になったりすることもあり，心理的には厳しい試練の段階である．この段階では患者の状況に沿って見守ったり，現実認識をもつことができるように支えたりする．適切な情報を提供したり指導をしたりすることによって，障害を受け入れられるように援助する．

5）適応の段階

障害を，自分の特性の中の1つにすぎないと受け入れることができるようになる．他者との比較において障害を考えないようになり，自信をもって生きていくことができるようになる．この段階に至ると，もはや障害を伴う前にもっていた価値観が変換している．障害を伴ったことが人としての価値を損なうものではないということを，知的にではなく感情として受け止めることができるようになる．価値の変換には次の4つの側面がある．

1　価値の範囲の拡大：自分が失ったと思っている価値のほかに，多くの異なった価値があることに気づく．
2　障害の及ぼす影響の限界：障害を伴っていても，自分の人間性を損なうようなものではないと思えるようになる．
3　身体の外観を従属的なものとする：外観よりも内面的なものに価値をおくようになる．
4　比較価値から資源価値への転換：他人や一般的な標準と比較するのではなく，自分自身の特性や資質自体に価値をおくようになる．

この段階では，価値の変換が成し遂げられるような心理的支援，QOL（quality of life；生活の質）を高めるための社会資源の活用，役割の修正・獲得への支援など，新しい生活に踏み出せるように援助する．

c ── アグィレラの危機問題解決モデル

アグィレラ（Aguilera DC）は，人がストレスの多い出来事に遭遇すると，最初の反応として不均衡状態を表し，次いで均衡回復に対する切実なニーズを表すとした．そして，均衡を取り戻して危機を回避するか，不均衡が継続あるいは増大して危機に陥るかは，問題解決決定要因の適切さや充足状態によって決定づけられるとした（**図4-3**）．さらに問題解決決定要因として，出来事の知覚，社会的支持，対処機制の3つを挙げ，これらの要因が1つ以上欠如していると問題解決が妨げられ，不均衡が増大し危機が促進されるとした．

1）出来事の知覚

ストレスの多い出来事を知覚することである．現実的な知覚ができるとストレス源を認識でき，問題解決を促進する．出来事を歪めて知覚すると，ストレス源の認識に至らず，問題は解決されない．

2）社会的支持

問題解決のために頼り活用できる人々のことである．適切な社会的支持があれば，ストレスに耐えて問題解決を行う能力を大いに高める．

3）対処機制

ストレス状態を緩和するための機制であり，ストレス下にあっても情緒的安定を保つために，不安に対処したり情緒的緊張を和らげたりする．対処機制が有効で適切であればストレスを和らげることができる．

このモデルに基づけば，問題解決を阻み危機を促進している出来事は何か，不均衡状態に影響を与えている個人的特性は何かをアセスメントすることがまず重要である．また，問題解決要因である出来事に対する知覚は適切か，活用できる社会的支持は何か，その人の対処機制は適切かを明らかにし，それらを改善する働きかけが必要である．

危機は人にとって脅威であり，強い不安と絶望感，無力感にさいなまれるが，それを乗り越えていくプロセス，新たな適応方法を見出すプロセスを経ることによって，自分を発見し再構築したり成長したりすることにつながるものでもある．危機状態にある人たちが，その危機をその人なりのやり方で乗り越えるためには，その人自身の自我の強さが必要である．と同時に，その人の心理的プロセスをよく理解し，そばに寄り添い，見守り，時宜をみて適応と対処を後押しするケアが必要なのである[3]．

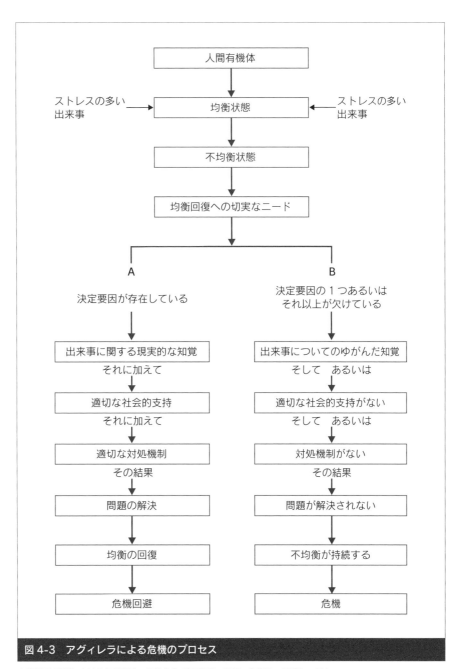

図 4-3　アグィレラによる危機のプロセス

小島操子. 看護における危機理論・危機介入, 改訂 2 版. 京都：金芳堂；2008. p.74

4. ストレス・コーピング理論

❶ ストレスとは

a —— セリエのストレス学説

"ストレス"という概念は，元来一般的な用語であったが，病理学者であるセリエ（Selye H）が「各種有害作因によって惹起された症候群」という論文を発表しストレス学説を提唱したことにより学術用語に取り入れられた．

生体は生物学的侵襲（有害ホルモンの侵入，細菌の侵入），物理的侵襲（高温，寒冷），化学的侵襲（酸，その他の注入）などの外界からの侵襲（有害作因）を受ける．セリエは，侵襲にあった実験動物には侵襲の種類を問わず共通した一定の全身的変化が出現することを発見し，この全身的な変化を疾病そのもの（一定の部位の病変：「局所適応症候群」）と区別して「汎（全身）適応症候群」と呼んだ．そしてこの外界からの侵襲に対する非特異的な反応を「ストレス」と定義した．また，ストレスを引き起こす源になっている外界からの侵襲（有害作因）のことを「ストレッサー」と呼んだ．汎適応症候群は，侵襲の度合いによって"警告反応期""抵抗期""疲憊期"の3期に分けられる（**図4-4**）[4]．

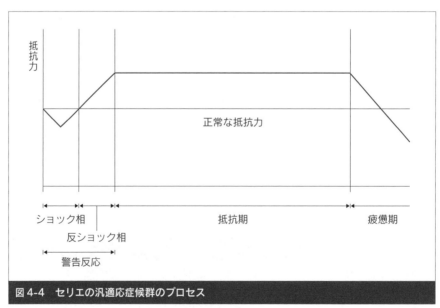

図4-4 セリエの汎適応症候群のプロセス

田中正敏．セリエのストレス理論．河野友信，石川俊男編．ストレスの事典．東京：朝倉書店；2005. p.22

1) 警告反応期

有害作因としての外的刺激が生体に取り込まれたことを知らせるための初期反応といえる段階である。ショック相と反ショック相から成り、ショック相では体温・血圧・血糖値の低下、白血球・リンパ球減少、筋緊張低下などがみられる。反ショック相では、体温・血圧・血糖値の上昇、白血球増加などショックからの立ち直りがみられる。

2) 抵抗期

ストレッサーにさらされ続けると抵抗期に移行する。いわばある程度安定した時期で、持続するストレッサーに対して生体が一定の抵抗力を維持している。抵抗期においては抵抗力（または適応力）が高まり、生体は正常な機能を取り戻したかのようにみえる。しかし、この状態が続くと次の疲憊期に移行する。

3) 疲憊期

疲憊期では、長く続くストレス状態に生体が適応し続けられなくなり、侵襲力が抵抗力を上回って疲憊し、それ以上の適応ができなくなる。セリエは、生物はそれぞれ一定量の適応エネルギーをもっていると仮定し、それがストレスの度合いに応じて消費されるので、急激なストレスに出会ったり、ストレスが長く続いて適応のエネルギーが尽きてしまうと死に至ると考えた。

セリエは生物学的、物理的、化学的なストレッサー（侵襲）だけでなく、心理的ストレッサーによっても同様の身体的反応（汎適応症候群）が生じることを明らかにした。この視点は"心因"によって生じる生体の変化を観察し、考察したフロイトの理論から多くの影響を受けている。

b —— ホームズ、レイらの「ライフ・イベント」型ストレス

フロイトやセリエの学説は、その後の学者らに影響を与えた。中でもホームズ（Holmes TH）、レイ（Rahe RH）らは、生活適応（への努力）を必要とするある種の社会上の出来事が疾病の発生と同じ時期に併発していることを確かめ、このことから、社会上のまたは生活上の出来事が疾病の原因としてかかわっているのではないかと考えた。

たとえば離婚、結婚、入学のような生活上の変化、配偶者の死、借金、妊娠など家族構成員の誕生や死、法律違反、借金のような大きな失敗、転居などの環境変化といった生活様式に大きな変化を要求する出来事を「ライフ・イベント」（生活事件）と呼んで、健康や病気との関連性を追求した。「社会再適応評価尺度」を開発し、ライフ・イベントが生じたとき、それを調節するのに必要な時間の集中度と長さ

を，震度（マグニチュード）として測定することを試みた．この研究では，「配偶者の死」のストレス値が100，次いで「離婚」73，「配偶者との離別」65などの結果となっており，対象喪失がいかに重大な心理的ストレッサーであるかということがわかる（**表4-2**）[5]．

ホームズらの研究は，①かなりまれなライフ・イベントを扱っている，②個人によって受け止め方の差があることが考慮されていない，③出来事の望ましさが考慮されていない，④病気との実際の相関が非常に低い，⑤対象者数が少ないなど調査方法の問題がある，などの批判もある．しかし，後の心理社会的ストレスと健康障害の関連に関する調査に大きな影響を与えた．

c —— ラザルスらのストレス理論

1）ストレスのとらえ方

ホームズらが一過性で急性的なライフ・イベントを重視したのに対し，ラザルス（Lazarus RS）らは，日常生活の中にある比較的小さな，ささいなストレスである日

表4-2　社会再適応評価尺度

出来事	ストレス値	出来事	ストレス値
配偶者の死	100	息子や娘が家を離れる	29
離婚	73	姻戚とのトラブル	29
配偶者との離別	65	自分の特別な成功	28
拘禁（期間）	63	妻が働き始める・仕事を辞める	26
親密な家族メンバーの死	63	学校に行き始める・修了する	26
自分のけがや病気	53	生活条件の変化	25
結婚	50	個人的な習慣の変化	24
失業（解雇）	47	上司（ボス）とのトラブル	23
婚姻上の和解	45	労働時間や労働条件の変化	20
（定年）退職	45	仕事の変化	20
家族メンバーの健康上の変化	44	学校の変化	20
妊娠	40	気晴らしの変化	19
性的な障害	39	宗教活動の変化	18
新しい家族メンバーの獲得	39	社会活動の変化	18
ビジネスの再調整	39	1万ドル以下の抵当やローン	17
経済状態の変化	38	睡眠習慣の変化	16
親密な親友の死	37	同居家族数の変化	15
他の仕事への変更	36	食習慣の変化	15
配偶者との口論の数の変化	35	休暇	13
1万ドル以上の借金（抵当）	31	クリスマス	12
借金やローンでの抵当流れ	30	軽微な法律違反	11
職場での責任の変化	29		

Lazarus RS 講演. ストレスとコーピング—ラザルス理論への招待. 林峻一郎編訳. 東京：星和書店；1990. p.91

常生活苛立事を重視した. 日常生活苛立事は,「時間のむだ遣い」「仕事への不満」「食事の支度」「同僚が気に入らないこと」など, 慢性的で長期間持続しているという特徴がある. これらの意識しないうちに経験され積み重ねられるストレスが, 心身の健康に影響を及ぼすと考えた.

ラザルスらは環境からの要請とそれに対する個人の対処能力のバランスに注目し, 環境からの要請が個人の対処能力を超えたときにストレスと評価されるとした. したがって, 同じストレッサーにさらされても, その人の対処能力やその認知によってストレス状態も変わると考えた. そして, 環境からの要求が個人の資源を上回っており, 個人がそう評定した場合に"心理的ストレス"となる, とした. このように, ストレスを個人と環境との能動的な相互関係からとらえたのである.

2) 認知的評定
ラザルスらは, ストレッサーになり得る刺激状況の認知に, "一次的評定"と"二次的評定"があるとした. 一次的評定では, 潜在的なストレッサーにさらされたときに, それが自分にとって何の影響もない場合は「無関係」, 脅かされることがなく喜びや幸福などの肯定的情動を伴う場合は「無害−肯定的」, 脅かされる場合は「ストレスフル」とし, そのうちのどれに当てはまるのかの評定がなされる. 「ストレスフル」はさらに「害−損失」「脅威」「挑戦」の3種類に区別される. 一次的評定でどの評定がなされるかは, 自分の価値観や信念, 目標などが, 潜在的なストレッサーによって「危うくなるか」「脅かされるか」などによって決まる.

一次的評定において重要な点は, 「脅威」や「挑戦」など異なる意味合いをもつ評定が同時に起こり得るという点である. たとえば, スポーツチームでレギュラーを決めるために行われる試合に出場することは, 自分の力をアピールする大きな挑戦であるが, 同時に失敗したら監督の評価を下げレギュラーを逃すという脅威でもある. このように同時に異なる評定をすることがあり得る. ラザルスらは「直面している障害や危険を克服できる自信が高い場合は"挑戦"が有意になるが, 自信が低い場合は"脅威"になる」と述べている. また, 評定は状況の推移によって変化し得るという点も重要である.

二次的評定では, 一次的評定で状況がストレスフル (害−損失, 脅威, 挑戦) と評定された場合, その状況を処理し乗り越えるために何をすべきかを検討する. 「何をするか」「いつするか」「その方略は適切か」「遂行可能か」「その方略の短所は何か」「行動しなかったらどうなるか」などが検討される. こうして, どのようなコーピングが可能かを評定する. コーピング方略を状況によって柔軟に変化させることが適応のために重要である.

このように，認知的評定の仕方によってストレッサーが圧力となるかどうかが決まり，段階を経て対処の過程に入る．認知的評価は対処に強く影響するのである．

❷ ストレスへのコーピング

a── コーピングとは

認知的評価に基づいてなされるストレスへの対処過程を，コーピングと呼ぶ．コーピングとは，個人のもつ心理的・社会的資源に負担をかけたり，資源を超えると評価されたりするようなストレスに対してなされる認知的・行動的努力のことを指す．ラザルスらは，コーピングを刺激と反応の中間に位置させている．つまりコーピングは反応という結果ではなく，反応に至る内的な事実である．したがって，コーピングは結果に関係なくストレスフルな圧力（要求）を処理する努力であるといえる[6]．

b── コーピングの分類

ラザルスらは，コーピング行動を情動焦点型コーピング，問題焦点型コーピングの2つに大別した．

1) 情動焦点型コーピング

情動焦点型コーピングは，ストレスフルな状況を変化させるのではなく，それに対する見方を変えることによる対処である．このコーピングは，

1　情緒的苦痛を軽減する
2　回避，間隔をおく，選択的に注意する，価値を歪曲する
3　防衛的プロセスをとる
4　脅威を減少する
5　脅威の意味を変えることによってそれを軽減する
6　問題から注意をそらす
7　自己を欺き，現実を歪曲する

などのやり方を特徴とする．例として，就職面接試験が不合格となりストレスフルな状態のときに「面接に落ちたのはその会社が自分に合わなかったのだ」と考えるようにする，気晴らしのために酒を飲むなどがそうである．そのほかに，問題の原因となった人たちに怒りをぶつける，うまくいくように祈る，そのことを考えないなどがある．

2）問題焦点型コーピング

問題焦点型コーピングは，ストレスフルな状況に直接働きかけてストレスを弱めるようにすることを指す．このコーピングは，

1　一般的な問題解決のやり方と同じように対処する
2　問題を明確にする努力をする
3　客観的，合理的に分析して解決策を見出す
4　情報収集する
5　行動計画を立てる

などを特徴とする．先の例でいえば，面接試験に落ちても次に就職面接を受ける会社を探して情報を集めたり，面接の練習を繰り返したりして準備するなどである．

c ── コーピングの効果への影響要因

コーピングの効果は状況，コーピングの組み合わせ方，コーピングのコストによって影響を受けるといわれている[7]．

1）状況とコーピング

個人がおかれている場面や状況によって用いられるコーピングは異なる（場面特異性）．ラザルスの研究では，直面する状況を対処可能と評定した場合は問題焦点型コーピングが多く用いられ，対処不可能と評定した場合は情動焦点型コーピングが多く用いられるということがわかっている．

2）コーピングの組み合わせ

ストレスフルな状況に出会ったときには，どれか1つのコーピング方略だけ用いるのではなく，組み合わせて用いることがほとんどである．たとえば1週間以内にある技術を習得しなければならないとき，練習に励んだり熟練者に教えてもらったりして努力するが，同時に音楽を聴いたりスポーツをしたりして息抜きもする．さまざまな研究から，コーピングは組み合わせたほうがストレス反応の低減に有効であることが指摘されている．

3）コーピングのコスト

積極的な対処努力によって状況改善が成し遂げられることは好ましいことであるが，その対処努力に伴うマイナスの側面（コスト）もある．それらは課題遂行量や注意力が低下する蓄積疲労，対処努力に集中するため相対的に健康維持活動への努力が低下すること，ある状況で成功したコーピングを不適切なときにも用いてしまうことである．コーピングが有効であったとしても，そのことに伴うマイナ

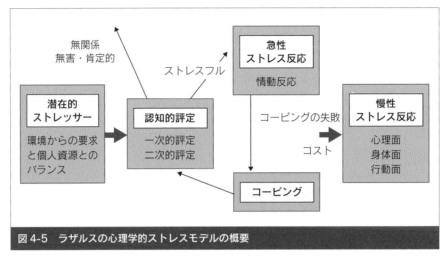

図 4-5　ラザルスの心理学的ストレスモデルの概要

島津明人．心理学的ストレスモデルの概要とその構成要因．小杉正太郎編著．ストレス心理学―個人差のプロセスと
コーピング．東京：川島書店；2002．p.36

スの側面にも目を向ける必要性が指摘されている．

以上みてきたように，ストレッサーが健康にどのように影響するかということ
は，ストレッサーに対する認知的評定と，コーピングによって決定づけられるの
である（図 4-5）．ストレスとコーピングの理論は，私たちが健康を回復，維持，
増進するうえで環境と個人との相互の関係性を重視するという見方を提示してい
る点で有用である．

5. システム理論

システム理論に基づく患者の理解においては，問題が患者個人にのみ由来するの
ではなく，患者と患者を取り巻くシステムとの循環的な相互作用の中で生じ，維
持，強化されるととらえる．システム理論は家族療法を中心として心理療法，集団
療法に大きな影響を与えた概念である[8, 9]．看護師が患者に生じている精神的な
問題や行動上の問題を理解したり働きかけたりするうえで，システム理論的視点
をもっていることは非常に有用である．

❶ 一般システム理論

a── 一般システム理論とは

「システム」（system）とは，ギリシャ語で「一緒にされたもの」という意味で，日本
語では「組織」「制度」「体制」「体系」などに訳される．組織とは単に要素を寄せ集

めたものではなく，あるまとまりをもった統合体である．それはたとえば，グループのプロセスを考えてみると理解しやすい．知らない者同士が寄せ集められたグループが，ある目的で活動を始めたとする．最初は単なる個人の寄せ集めでばらばらであっても，同じ体験を共有したり互いの考えを交換したりするうちに，そのグループ独自の動き方や人間関係が生じてきて，一定のまとまった集団として機能するようになる．このように，要素である個人個人が相互作用をしながら組織が形成される．

システムにはさまざまなレベルがある．元素のレベルから人間，家族，国家，宇宙といったレベルまで多種多様である．こういった多種多様な無数のシステム全般を説明しようとするのが“一般システム理論”である．一般システム理論は，理論生物学者ベルタランフィ（Bertalanffy LV）が提唱した理論である[10]．

複雑な対象を理解しようとするときに，それをより単純な要素に還元して理解しようとするのではなく，対象をそれを取り巻く環境との関係を含めて理解しようとする理論である．ベルタランフィは，それまで科学が還元主義的な方法で自然をとらえようとしてきたやり方に対し，原因と結果の関係は直線的ではなく循環的であり，ある原因とみえるものがある結果を生み，その結果がまたある原因となってある結果をもたらすととらえた．

したがって，一般システム理論は人間というシステムであっても国家というシステムであっても性質の異なるさまざまなシステムで用いることができる．自然科学，生物科学，社会科学など諸科学を統合し得る理論である．

b── システムの特性

看護が対象とする人間は“生物体システム”になるが，“非生物体システム”と“生物体システム”では対極的な特性が3つある．それらは，①閉鎖システム─開放システム，②秩序─複雑性，③直線的因果律─円環的因果律である．

1) 閉鎖システム─開放システム

閉鎖システムとは，他のシステムとの関係をもたず，外からの影響を受けない閉ざされたシステムである．これに対し開放システムは，他のシステムとの相互関係をもち影響を及ぼし合うシステムを指す．人間というシステムは，環境とのやり取りをしながら生きているのであるから開放システムに分類できる．開放システムはある時点での状態がその後どのように変わるのかについて，ある程度想像できる場合はあるかもしれないが的確には見通せない（**図 4-6**）[11]．

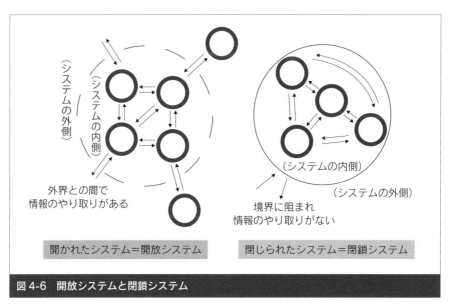

図4-6　開放システムと閉鎖システム

中釜洋子. いま家族援助が求められるとき—家族への支援・家族との問題解決. シリーズ「心理臨床セミナー」⑤. 東京：垣内出版；2001. p.82

　試験管の中で一定の条件下で行われる実験（閉鎖システム）では同じ結果が出るが，開かれたシステムでは必ずしも同じ変化が起きるとは限らない. たとえば，病気になって入院し憂うつな気分になったとしても，治療が始まって痛みが治ったり，憂うつな気持ちを励ましてもらったりすれば癒される. これは開かれたシステムだから生じることである. ところが，気持ちが癒されたと思ったとたんに同室の同じ病気の患者が亡くなってしまい，再び憂うつな気分に戻るということもあろう. これも開かれたシステムゆえんである.

　人はさまざまな環境に開かれているから，情報を統制することはできない. またその人それぞれに感じ方や受け止め方，反応の仕方に差があるので，これからどのように変化していくのか，予測を立てることは難しい. しかし人の反応にかかわる仕事である看護を行うときには，どうせ予測できないのであるからというわけにはいかない. ある程度の予測性をもちつつ，そうではないかもしれないという視点ももっていることが重要である.

2）秩序─複雑性

非生体システムは，"秩序だった単純性"または"無秩序の複雑性"という特性をもち，生物体システムは"秩序だった複雑性"という特性をもっている. 非生体システムの場合，多数の要素が秩序なくただそこにある，あるいは要素が単純な直線的関係をもっているという秩序をもつ. 直線的関係とは，ある要素が原因となって次の要素を動かし，それがまた原因となって次に影響するといったような，原

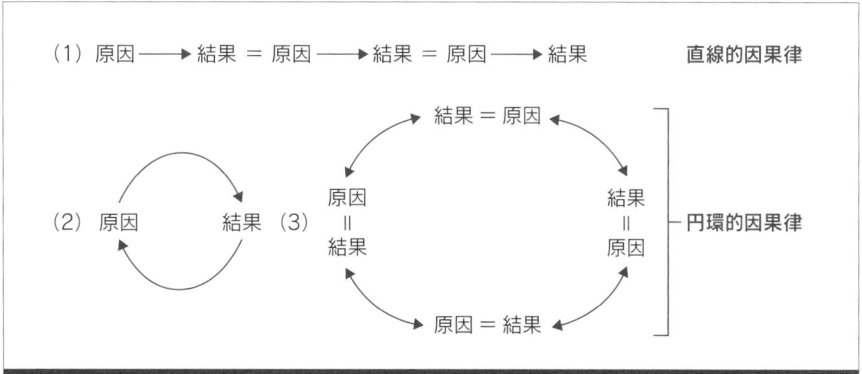

図 4-7　直線的因果律と円環的因果律

遊佐安一郎. 家族療法入門—システムズ・アプローチの理論と実際. 東京：星和書店；1984. p.27

因→結果＝原因→結果という直線的秩序のことである.

たとえば，腐った食べ物を食べたら下痢をした，滑りやすい靴を履いていたら転んだ，高い山に登ったら呼吸が苦しくなった，といったように，これが原因でこのような結果が生じた，ということが誰にでもわかる明快な因果関係のことである. これとは対照的に，生物体システムの特性である秩序だった複雑性の場合は因果関係が円環的であり，フィードバックを有する（**図 4-7**）.

3）直線的因果律—円環的因果律

直線的秩序で原因と結果が明確に判別できるとき，それは直線的因果律である. 反対に原因が結果を引き起こすように見えて，実は必ずしも結果がその原因によってのみもたらされるのではないとき，あるいは結果と思っていたことが実は原因であるとき，それは円環的因果律である. 円環的因果律の場合，原因の判別は難しく因果関係がわかりづらい.

たとえば，ある患者が病気の不安がつのってつい看護師にイライラした気持ちをぶつけてしまった. 看護師は患者と顔を合わせることがつらくなり，患者の部屋から足が遠のくようになった. 患者は看護師が来なくなったので，ますます不安になってしまった. このようなとき，患者がついイライラをぶつけてしまったことが原因で看護師が患者を訪れなくなり，看護師が患者を訪れないことが原因で患者がますます不安になった，ととらえられる. これは直線的因果律のとらえ方である.

しかし，実際にはもう少し複雑なことが起こっている場合が多い. たとえば患者がイライラをぶつけてしまったとき，看護師は患者に対して怒りの表情で対応し

てしまったかもしれない. あるいは, 患者とのコミュニケーションが表面的になり, 患者に不安を起こさせたかもしれない. また, 状況を心配した看護師長が患者にとりなしに行ったかもしれない. 患者がますます不安になったのは, このような相互作用が起きたことによるのかもしれないのである. しかし, もしかすると師長のとりなしを契機に患者と看護師が話し合えるようになり, 状況が改善するかもしれない.

このように, 自分のとった行動は他に複雑に影響を与えながら, 何らかの形で自分に返ってきて, 自分自身の行動や感情を動かす. このような因果律が円環的因果律である. 円環的因果律においては, ある原因がどのような結果に結びつくかは不明確であり予測することは難しい. また, ある結果の原因は1つではなく, たくさんある.

円環的因果律の考え方においては, 人間のような開放システムの総体は「システムの部分の和以上の存在である」というとらえ方を導く. すなわち, ある集団は集団を構成するメンバー1人ひとりの単なる総和ではなく, それらの人たちでつくる関係やパターンをもつシステムなのである. したがって, そこから1人だけを抜き出して理解しようとしても十分な理解はできない. 個人を理解しようとするときには必ずその個人を取り巻く文脈の中で理解する必要がある.

❷ 一般生物体システム理論

人間を中心とした生物体システムに焦点化してシステム論を展開したミラー (Miller JG) は, 一般システム理論を精神医学や精神衛生の分野に適用することを目指した. すなわち, 患者や患者集団に影響を与える要素をより包括的に, その要素間の相互関係を考慮に入れて患者の問題の治療にあたるための概念枠組みを提唱した. ミラーは生物体システムを7段階の階層に分類している (**図4-8**) [9].

それぞれのレベルでのシステムは, 他のレベルでのシステムと相互関係をもち, すべてのシステムの生存はその一次元下位のサブ (下位) システムに依存する. また一次元上位のスープラシステムはそれ以下のすべてのシステムを包含し, サブシステムの直接の環境を提供するというものである.

人間は, **図4-8**の「C 生体システム」になるわけだが, 脳神経系, 心臓血管系, 呼吸器系, 消化器系, 骨格などのサブシステムによって成り立っている. また, 家族などの近い人間集団は人間にとっての上位システムであり, 人間はそのサブシステムに位置づけられる. 人間が存在し続けるためにはサブシステムであるいくつ

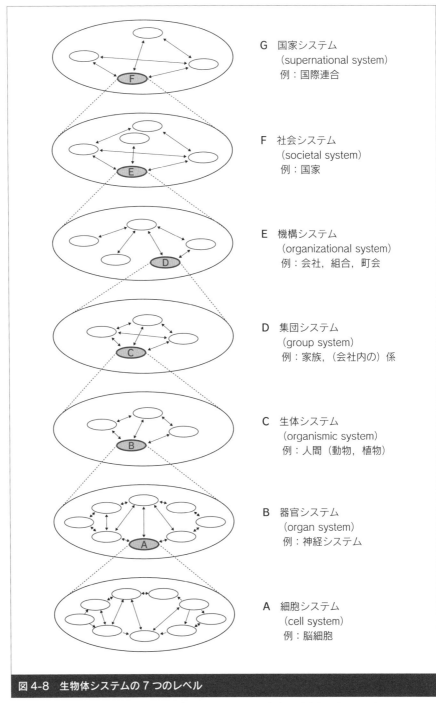

G 国家システム
（supernational system）
例：国際連合

F 社会システム
（societal system）
例：国家

E 機構システム
（organizational system）
例：会社，組合，町会

D 集団システム
（group system）
例：家族，（会社内の）係

C 生体システム
（organismic system）
例：人間（動物，植物）

B 器官システム
（organ system）
例：神経システム

A 細胞システム
（cell system）
例：脳細胞

図4-8　生物体システムの7つのレベル

遊佐安一郎．家族療法入門—システムズ・アプローチの理論と実際．東京：星和書店；1984．p.32

　もの器官が機能していなければならないし，スープラシステムとしての家族の支えも必要である．逆に家族の絆を強めるためにはそれを構成する家族員間の助け

合いが必要になる．このように，あるレベルのシステムはそれを形成するサブシステムに依存し，同時にそれよりも上位のシステムがもたらす環境に依存するというわけである．

また，生物体システムにはシステムの内外で起こるさまざまな変化に対して安定した状態を保とうとする傾向が備わっている．その1つが"形態維持"の傾向で，システムが不安定な状態になったときに，もともとのシステムの同一性を保とうと働くものである．会議の席で意見が割れ，険悪な雰囲気になったときに，その緊張感を和らげ冷静な会議に戻そうとするような発言が自然に起こるなどはその例である．

生物体システムのもう1つの傾向は"形態発生"で，先の例でいえば，意見が分かれて収集がつかない会議が繰り返されるうちに大きなレベルでの変化――たとえば議長を交代して目標を立て直すなど――が起こって，その集団システムに変化が生じるというものである．システムを維持しようとする力と変化ももたらす力が相補的にバランスよく働けば，そこで起こる問題も適切に改善に向かう．

❸ 一般生物体システム理論の適用：システムズ・アプローチ

前述したように，システムとは単なる要素の集合体ではない，ある秩序をもった相互関係，相互依存関係により形成される統合体のことである．システムズ・アプローチは事物をシステムととらえるアプローチのすべてを指す．したがって，宇宙レベルのシステムからミクロな原子レベルまですべてがシステムズ・アプローチの対象となる．システムズ・アプローチは，看護が対象とする人間を，生理的・心理的・社会的存在である全体として理解し働きかけるうえで貴重な視座を提供してくれる概念である．

患者の問題解決・改善のために，既成の理論に患者を当てはめて理解しようとするのではなく，統合的存在であり他の諸システムと相互作用しながら存在している患者を中心に据え，患者の個別性に合うように理論を柔軟に活用するという立場である．とりわけ心の問題や悩みを理解して解決を図ろうとするときにシステム理論は有用である．人の心の悩みのほとんどは人間関係上の問題から発生していて，これを改善しようとすればその個人だけへの支援では十分ではない．その人を取り巻く環境，状況をみて，それに働きかける必要がある．

このような点から，システム理論は家族療法の領域で積極的に活用されている．家族療法ではシステム理論的視点を基盤とするため，個人の症状や問題行動はそ

の人を取り巻くシステムの機能不全であるととらえる．そこで，症状や問題を示している個人を「患者」(patient) とは呼ばず，「IP」(identified patient ; 患者とみなされた者) と呼び，家族システム全体が変化することによって個人の問題解決に結びつくと考える．

そして，個人や家族の問題は何か1つの原因によって引き起こされているのではなく，円環的な相互作用によって引き起こされると考える．したがって，そこで生じている複雑な事象を理解することは簡単なことではない．

医療現場においては，つい病気のみに注目しがちになったり，患者個人にのみ焦点を当てて問題改善を図ろうとしたりしがちである．しかし，患者はサブシステムとしての器官の異常（病変）による影響を受けつつ医療者，家族，そして会社といった上位システムと相互作用しながら，全体として統一されたシステムとして存在しているのである．したがって患者を理解し働きかけようとするときに，ある既成の1つの理論に当てはめるのではなく，さまざまな理論を柔軟に活用し，問題の解決・改善に取り組むことが必要なのである．

以上のように，システム理論は元来複雑な問題をより多面的にとらえる視点と，幅広い介入の選択肢を導く理論として，看護を行ううえでたいへん有益な示唆を与えてくれるものである．

6. 保健行動論

❶ 保健行動の定義と分類

保健行動 (health behavior) とは，予防行動のみならず「健康のあらゆる段階における健康の保持・増進を目的とした行動」として幅広い意味で取り上げられており，この意味においては健康行動と同義とみなされる．これにはいくつかの分類がされている．1つは，健康段階による分類であり，2つ目は，行動の主体が個人か集団かによる分類，3つ目は，母子保健行動，感染症予防行動などのように健康問題別にみた分類である．

宗像 [12, 13] は，健康のあらゆる段階を，健康問題の主観的および客観的状態別に5段階に分け，それぞれの段階に対応させて保健行動を，①健康増進行動，②予防的保健行動，③病気回避行動，④病気対応行動，⑤ターミナル対処行動の5つに分類

している. 同様に川田[14]は, 保健・医療の各段階, すなわち, 健康増進, 疾病予防, 早期発見・早期治療, 完全な治療（悪化の予防）, リハビリテーション, に対応させて, ①健康行動, ②第一次予防行動, ③受診行動, ④受療行動, ⑤治療のための患者行動, ⑥復帰行動と分類している.

❷ 保健行動のモデル

知識の習得や理解だけでは行動変容につながらないことが経験されるにつれ, 人が保健行動をとるためにはどのような要素が必要であるのか, またその要素間がどのような関係であれば行動に至るのかを解明し, 対象の行動化に向けてどこにどのように働きかければよいか, 有用な指針となる社会心理学的な理論が開発されている. その中から代表的な理論を取り上げて紹介する.

a —— 保健信念モデル

保健信念モデルとは, 人が保健行動に至るプロセスの, 主として認知的側面をモデル化したものである. 1950年当初, ローゼンストック（Rosenstok IM）らによって, 年に一度の人間ドックや結核, 子宮がん検診といった予防的保健行動（preventive health behavior）のために開発され, 1970年代, ベッカー（Becker MH）ら[15, 16]によって, 病気予防のみならず, 受療行動などを含めた保健行動（health-related behavior）として拡大修正されてきている.

保健信念モデルには, 核となる3つの要素がある（**図4-9**）[15]. 1つは自分がその疾患に罹りやすい脆弱性をどうみるか, またその疾患に伴う結果の重大性をどうみるかという"個々人の知覚"である. これらは特定の保健行動をとる準備状態をつくり出す. 自分はその疾患に罹りやすい, あるいは罹るかもしれないと認識し, 罹った場合, 重大な結果を招くと知覚するほどにその疾患への恐れの知覚が高まり, すすめられた行動を実行に移す可能性が高くなる. したがってこのモデルでは, 保健行動を促すためにはいかにその疾患に対して脅威を抱かせるかということが核となる.

しかし疾患への恐れを強く認識したとしても, その保健行動をとることでの負担が利益よりも大きいと知覚すれば, 行動化に至る可能性は低くなる. 2つ目の要素"行動可能性"はこの負担と利益の差し引き結果にある. 負担には身体的, 心理的, 経済的, 社会的負担が考えられる. したがって, 行動化を促すためにはできるだけ利益が大きく, 負担は小さいと知覚できるような情報提供や実行方法の工夫が重要となる.

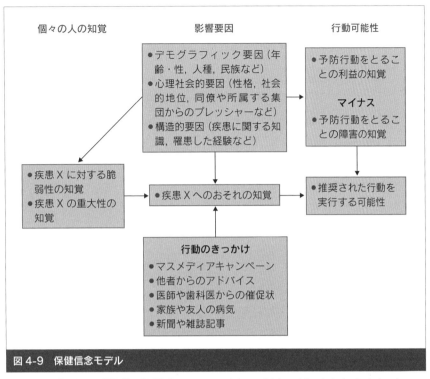

図 4-9　保健信念モデル

Becker MH, Drachman RH, Kirscht JP. A new approach to explaining sick-role behavior in low-income populations. Am J Public Health. 1974 64(3) 205–16

3つ目の要素は, 前記2つの認識に影響を与える“影響要因”である. 性, 年齢, 人種, 民族などのデモグラフィック要因, 性格, 所属する集団からのプレッシャーなどの心理社会的要因, 疾患の知識, 病気の経験などの構造的要因が挙げられる. 加えてマスメディアキャンペーンや新聞・雑誌記事, 周囲からのアドバイス, 家族や友人など身近な人の病気などにより促される“行動のきっかけ”が挙げられている.

保健行動を促すためには, これらの影響要因を考慮したうえで疾患の脆弱性, 重大性に対する知覚を高め, その保健行動をとることが負担よりも利益が大きいと知覚できるよう働きかける必要がある.

なお, 保健信念モデルは予防行動から受療行動にまで幅広く用いられているが, 脆弱性の知覚は患者役割行動よりも予防的健康行動において強力な予測指標であり, 一方で利益の知覚, 重大性の知覚は患者役割行動に強く関係していることが示されている[17].

b —— 自己効力感

ベッカーらの保健信念モデルは, 認識に働きかけることあるいは認識を改めることで保健行動が促されるという前提に立ち, 重大性や脆弱性の知覚が脅威という

負の感情を喚起し，それが行動の動因となることを示している．これに対して，行動化に至るもう1つの大きな動因として最近の保健信念モデルでは自己効力感（self-efficacy）という概念を加えている．自己効力感とは，心理学者のバンデューラ（Bandura A）[18, 19]により提唱された概念である．人の行動の重要な決定要因で，人が何かの行動をとるときに，それを自分がうまく実行できるかどうかについての自信を指す．

保健信念モデルの要素に自己効力感を加えるようになった背景には，先述したように，初期の保健信念モデルでは年に一度のような単発の保健行動を対象にしていたが，慢性疾患の受療行動なども扱うようになり，長年にわたるライフスタイルの変更やそれを継続的に実行し続けていくためには，重大性や脆弱性の知覚，おそれの感情のみでは困難となってきたことがある．

自己効力感の概念は，保健行動のみならず学習や仕事，ストレス対処，家族関係などさまざまな行動変容や実行の場面で適用になる．人々の健康が生活習慣と密接に関係している今日，健康の維持・増進のためには危険因子となるような生活習慣を変容する必要があり，自己効力感はそのための重要な決定因子となることをバンデューラ自身も述べている[20]．自己効力感は現在多くの保健行動を予測する強力な指標として扱われており，特に技術を要するような特定の行動の場合さらに強力な指標とされている[21]．

自己効力感の源泉には，次の4つ[*1]があるとされている．

1）成功体験（mastery experiences）
努力の末に成功したという体験．

2）代理的体験（vicarious experiences）
他者の成功話や行動を知ることで自分もできるかもしれないと思う疑似体験．

3）社会的説得（social persuasion）
周囲から認められたり，「あなたはできる」と言語的に励まされたりすること．

4）生理的・情緒的状態（physiological and emotional states）

＊1：バンデューラの1970年代の初期の文献[18]では，performance accomplishments, vicarious experience, verbal persuasion, emotional arousalという用語で説明されており，原野らはこれを「遂行行動の達成」「代理的経験」「言語的説得」「情動的喚起」と訳している[19]．本項では，1990年代以降の文献[20]で用いられている用語を使用した．

肯定的に快を自覚しているほど,自己効力感は高くなる.不安や恐怖,緊張など
で身体が震えたり冷や汗をかいたりしている状態のときには行動の実行は阻害
される.

たとえば,最近体脂肪が増えてきた50代女性のAさんは運動不足解消のためにス
ポーツジムに通うことにした.Aさんはもともと運動が好きではなく,また仕事
が忙しいために続けられるかどうか自信がなかった.しかし,とりあえず,1カ月
という目標を定めて通い始めたところ,周囲には自分よりも年齢の高い人たちが
必死に汗を流している姿を見て,あの人たちにできるなら私にもできるはずだと
思い,1カ月は続けることができた.

友人からは「あなたは意志が強くて頑張り屋だから続くわよ」と言われ,何より,
億劫だなと思いながらも運動した後は気分が爽快で,「いいことをしたのだ」と
思えた.こうして当初1カ月の目標が半年,1年と延びていき,体脂肪も3%減少
した.数値に見える成果を得ることができたことでAさんは継続に自信を深め,
運動は習慣として定着した.

これら4つの源泉の中で,最も大きな力になるのは"成功体験"である.ゆえに,逆
に失敗体験を重ねれば自己効力感は低減する.初期の段階でつまずくとなおさら
である.そこで,いかに早期の段階で成功体験をつくり出すかが自己効力感を高
める鍵となる.そのためには,Aさんのように始めの目標は小さくし,小さな成功
体験を段階的に積み上げていくようにすることが有効である.

"代理的体験"は,特に自分と同じような人あるいは明らかに自分より実行能力が
低いと予測されるような人がしているのを見た場合には,自分にもできそうだと
思いやすい."社会的説得"は,説得する人が権威者であったり信頼を寄せる人や,
あるいは経験者である場合にはより功を奏する.しかし失敗体験が繰り返される
と,他者からの言語的な説得では自己効力感を高めることは難しくなる.

"生理的・情緒的"には,興奮や緊張,恐怖というようなストレスフルな状態でな
く,むしろリラックスした状態であるときには自分にもできそうだと思いやす
く,実際に行動したことで成果が出れば,さらにそのことで快の感情が引き出さ
れ,自己効力感を高めることにつながる.

遂行しようとしている行動そのものに対しても,好意的な感情がもてるよう工夫
が求められる.たとえば,先述のAさんはスポーツジムを初めて見学に行ったと
き,ジムの雰囲気が明るく清潔感があり,職員の人たちも皆快活で笑顔を絶やさ

ない応対にとても好感を抱いた．そのことがスポーツジムに通う決心を後押ししたと述べている．

c —— 保健行動シーソーモデル

わが国における保健行動を説明するモデルとして，宗像[22-24]は保健行動シーソーモデルを提唱している（**図4-10**）．宗像によれば，人が保健行動をとるかどうかは，単一の動機によって決まるものではなく，シーソーのように保健行動動機（保健行動を志向する動機）と保健行動負担（経済的・身体的・心理的負担など，保健行動の実行を妨げようとしている動機）のどちらが重いかによって決まる．保健行動動機は，当該の保健行動の必要性（感受性，重大性，効果性を含む）の認識とその行動が重要な他者から期待されているかどうかという期待性から構成される．

傾斜がどちらに傾くかは，本人の生き方や自己管理態度，家族・職場・近隣などからの社会的支援（social support）の影響を受ける．生き方が前向きで，行動の結果は自らの責任と考え，家族や周囲の人から情緒的・手段的な支えがある場合は，負担を軽くして動機を高めようとする調整行動が可能となる．逆に，生きる意欲がなく，行動の結果は運や偶然，他者次第というように考え，周囲から情緒的・手段的な支えもない場合には，保健行動の動機はあってもそれを実行することによる負担も重く感じることになり，実際の行動に至りにくい．保健行動は動機と負担のバランスを対象自らがどのように自己調整するかによって決まってくる．

d —— ヘルス・ローカス・オブ・コントロール

ロッター（Rotter J）は，社会学習理論の中でinternal-external locus of controlと

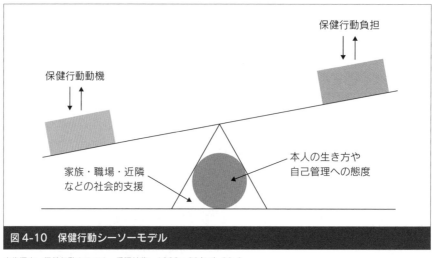

図4-10 保健行動シーソーモデル

宗像恒次．保健行動のモデル．看護技術．1983；29(14) 20-9

いう概念を示している．問題の解決は自分の能力や努力次第であると考える内的統制型（internal）と，問題の解決は運や偶然，他者からの圧力など自分以外のものに依存すると考える外的統制型（external）がある．この考え方を保健行動に適用したのがヘルス・ローカス・オブ・コントロール（health locus of control）の概念である．

宗像の自己管理態度もこの考え方を基盤にしている．内的統制型の人は積極的で，自律的な保健行動をとる可能性が高いが，外的統制型の人は医療者や家族，偶然などへの依存が強くなる．したがって保健行動を促そうとするときには，その人の自己管理態度を見極め，それに見合った働きかけをする必要がある．たとえば，外的統制型の人には集団指導や環境改善，家族の協力を得るなどの外発的動機づけが有用となる．

e── 計画的行動理論

アジェン（Ajzen I）とフィッシュバイン（Fishbein M）[25] は，特定の保健行動に対する態度と主観的な規範信念が行動の意図（intension）をつくり出し，行動を決定する最も重要で直接的な要素は意図にあると考えた．

ある行動がある結果をもたらすという信念とその結果への評価によって，ある行動に対する態度が形成される．一方でその行動をすべきかどうかを，その人の関係者がどう思っていると考えるか，またその関係者の期待にどれほど応えたいと考えるかにより，その特定の行動に対する主観的な規範が形成される．そして，その特定の行動に対する態度と主観的規範の強さにより，その行動を行うか否かの意思決定がなされるという考え方である．

アジェンら[26, 27] は，さらにこの考え方に"行動コントロール感"を加え，計画的行動理論として発展拡大させた（**図4-11**）．行動コントロール感とは，その行動の実行が可能である，または自分でコントロールできるという認識であり，行動意図が弱い場合には行動の実行を左右する重要因子になる．

たとえば，喫煙している人が禁煙することによって肺がんのリスクを低減させられるとわかったならば，禁煙に対して前向きな態度が形成されるだろう．そのうえに社会は禁煙を推奨しており，その人の妻や子どもも禁煙することを強く望んでいるので，その意向に沿いたいと考えたならば，禁煙行動に対する主観的な規範は強固なものとなり，禁煙しようという意思決定がなされるだろう．

しかし一方で，自分の周囲には相変わらず喫煙者が多く，ストレス解消のメリッ

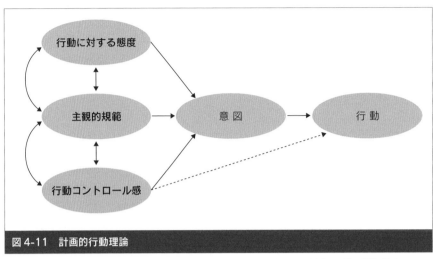

図 4-11　計画的行動理論

Ajzen I. The theory of planned behavior. Organ Behavior, Hum Decis Process. 1991；50：179–211

トもあることから，実際に禁煙することは難しいかもしれないと考えるならば，行動の実現は難しくなる．このような考え方はバンデューラの自己効力感と似ている．

f ── トランスセオレティカルモデル（tanstheoritical model）

トランスセオレティカルモデルとは，人が行動を変化させていくときには5つのステージを辿っていくこと，そして個々のステージに合った働きかけを行うことで効果的に変容を促せることを示したモデルである．プロチェスカ（Prochaska JO）とディクレメンテ（Diclemente CC）によって開発され，その名称が示すとおり介入に関する既存の心理療法や行動変容のさまざまな理論を統合した汎理論である[28]．

この理論においては，「行動変容の複雑性を単一の理論で明らかにすることはできない．したがって主要な理論を統合すればさらに包括的なモデルが得られる可能性が高い」[29]という仮説に立っている．

理論の構成要素には変容のステージとステージの進行を媒介する10の変容のプロセス，意思決定のバランス，自己効力感を含んでいる．意思決定のバランスは変化することによる利益と不利益によって意思決定が影響されることを示している．自己効力感は実行できるかどうかの自信によって行動の実現が影響されることを示している．意思決定，自己効力感については他所でも述べているため，**表4-3**および**表4-4**に変容ステージと10の変容プロセスとの関連[30]，10の変容プロセスに応じた効果的な働きかけ[33-35]について示す．

表4-3　トランスセオレティカルモデルにおけるステージの変容と変容プロセスとの関連

ステージ	定義	変容プロセス
前熟考期（無関心期）(precontemplation)	6 カ月以内に行動を起こそうとする意思がない	意識の高揚 劇的な安堵感 環境の再評価
熟考期（関心期）(contemplation)	6 カ月以内に行動を起こそうとする意思がある	
準備期 (preparation)	1 カ月以内に行動を起こそうとする意思があり，すでにいくつかの準備を始めている	自己の再評価 自我の解放
実行期 (action)	行動を実行して 6 カ月未満である	条件付け管理 援助関係 強化マネジメント 刺激の統制
維持期 (maintenance)	行動を実行して 6 カ月以上たっている	

プロチェスカの 1997 年の文献[31]では維持期の次に "終着期（termination）：もはや誘惑にも負けず、高い自己効力感をもつに至ったステージ" を加えた6つのステージを説明しているが、1983 年の文献[32]では "逆戻り（relapse）" の段階があることも報告されており、終着期に到達すれば逆戻りすることなくそのステージに留まるとは考えにくいため、通常、この表の5つのステージで紹介されている。

表4-4　変容プロセス応じた働きかけの例

意識の高揚 (consciousness raising)	行動の利点を支持するような情報を伝える
劇的な安堵感 (dramatic relief)	最初に，このままでは「不安」「心配」「怖い」等のネガティブな感情を喚起させ動揺させる
環境の再評価 (environmental reevaluation)	周りへの影響を考えるよう促す
自己の再評価 (self-reevaluation)	行動を変えられない場合の自分と，変えられた場合の自分について，どう評価するか考えることを促す
自我の解放 (self-liberation)	行動を変えられるという自信をもち，行動開始することを周りに宣言するよう促す
条件付け管理 (counterconditioning)	不健康な行動を，健康的な考えや行動に置き換える（飲酒の代わりに運動する，等）よう促す
援助関係 (helping relationship)	周りからのサポートを活用する
強化マネジメント (reinforcement management)	実行していること，続けていることに自分自身や周りから褒美を与える
刺激の統制 (stimulus control)	問題行動を誘発する刺激を排除したり，反対に行動をとるきっかけになる刺激をつくるなど，行動変容に取り組みやすい環境をつくる
社会的解放 (social liberation)	健康行動の変化を支援する社会的規範や施策を増やし，それを認識できるよう情報提供する

❸ 保健行動理論の実践適用

これらの保健行動に関する諸概念やモデルは，健康診断やがん検診の受診率を高めたり，慢性疾患患者の行動変容を求める健康教育などに活用される．活用にあたっては，どのモデルを用いることが最も優れているかではなく，それぞれのモデルの特徴を理解し，モデルを通して現象を見るという姿勢が求められる．

また，これらのモデルを活用することは，対象がなぜ受診しないのか，なぜ行動変容できないのかといった原因と問題解決の糸口を対象とともに見出すことにも役立つ．藤沼[36]は，糖尿病患者の運動療法の実践を支援するために，保健信念モデルや自己効力感の考え方を活用したアプローチの方法を紹介し，理論と実践を結びつけている．

引用文献

1) 山本和郎. 危機介入とコンサルテーション. 京都：ミネルヴァ書房；2000. p.38.2) Caplan G. 地域精神衛生の理論と実際. 加藤正明監, 山本和郎訳. 東京：医学書院；1968.p.23.

3) 小島操子. 看護における危機理論・危機介入, 改訂2版. 京都：金芳堂；2008. p.11-2.

4) 田中正敏. セリエのストレス理論. 河野友信, 石川俊男編. ストレスの事典. 東京：朝倉書店；2005. p.22.

5) Lazarus RS 講演. ストレスとコーピング―ラザルス理論への招待. 林峻一郎編訳. 東京：星和書店；1990. p.91.

6) 本明寛. 解説Lazarus のコーピング（対処）理論. 看護研究. 1998；21（3）：225-30.

7) 島津明人. 心理学的ストレスモデルの概要とその構成要因. 小杉正太郎編著. ストレス心理学―個人差のプロセスとコーピング. 東京：川島書店；2002. p.31-58.

8) 平木典子. 家族カウンセリング入門―家族臨床援助. 東京：安田生命社会事業団；1996.p.15-22.

9) 遊佐安一郎. 家族療法入門―システムズ・アプローチの理論と実際. 東京：星和書店；1984. p.13-4.

10) Bertalanffy LV. 一般システム理論―その基礎・発展・応用. 長野敬, 太田邦昌訳. 東京：みすず書房；1973.

11) 中釜洋子. いま家族援助が求められるとき―家族への支援・家族との問題解決. シリーズ「心理臨床セミナー」5. 東京：垣内出版；2001. p.80-3.

12) 宗像恒次. 保健行動論の必要. 看護技術. 1983；29（14）：13-9.

13) 宗像恒次. 最新行動科学からみた健康と病気. 東京：メヂカルフレンド社；

1996. p.98.

14）川田智恵子. 健康教育と保健行動. 宮坂忠夫, 川田智恵子, 吉田亨編. 健康教育論. 保健学講座12. 東京：メヂカルフレンド社；1999. p.70-99.

15）Becker MH, Drachman RH, Kirscht JP. A new approach to explaining sick-role behavior inlow-income populations. Am J Public Health. 1974；64（3）：205-16.

16）Becker MH. The health belief model and sick role behavior.Health EducMonogr. 1974；2（4）：409-19.

17）Glanz K, Rimer BK, Lewis FM. Health Behavior and Health Education：Theory, Research andPractice, 3rd ed. San Francisco：Jossey-Bass；2002.（Glanz K, Rimer BK, Lewis FM. 健康行動と健康教育：理論, 研究, 実践. 曽根智史, 湯浅資之, 渡部基, 他訳. 東京：医学書院；2006. p.58）

18）Bundura A. Self-efficacy：Toward a unifying theory of behavioral change. Psychol Rev. 1977；84（2）：191-215.

19）Bundura A. Social Learning Theory. Englewood Cliffs：Prentice Hall；1977.（Bundura A. 社会的学習理論. 原野広太郎監訳. 東京：金子書房；1979. p.89-95）

20）Bandura A, editor. Self-Efficacy in Changing Societies. Cambridge：Cambridge UniversityPress；1995. p.1-45.

21）前掲書17）p.70.

22）宗像恒次. 保健行動のモデル. 看護技術. 1983；29（14）：20-9.

23）宗像恒次. 保健行動の実行を支える諸条件. 看護技術. 1983；29（14）：30-8.

24）前掲書13）p.93-116.

25）Ajzen I, Fishbein M. Understanding Attitudes and Predicting Social Behavior. EnglewoodCliffs：Prentice-Hall；1980. p.99-100.

26）Ajzen I,Madden TJ. Prediction of goal-directed behavior：Attitudes, intentions, and perceivedbehavioral control. J Exp Soc Psychol. 1986；22：453-74.

27）Ajzen I. The theory of planned behavior.Organ BehavHumDecis Process. 1991；50：179-211.

28）清野弘明監, 藤沼宏彰著. 実践糖尿病運動療法. 東京：診断と治療社；2004. p.2-38.

28）一般社団法人日本健康教育学会編. 健康行動理論による研究と実践. 東京：医学書院；2019.

29）前掲書17）p.129.

30）前掲書17）p.133.

31）Prochaska, JO, Velocer WF. The Transtheoretical Model of Health Behavior Change, American Journal of Health Promotion. 1997；12(1)：38-48.

32）Prochaska JO, DiClemente CC. Stages and Processes of Self-

Change of Smoking: Toward An Integrative Model of Change, Journal of Consulting and Clinical Psychology. 1983；51（3）：390-95.

33）前掲書17）p.126-9.

34）松本千明. 医療・保健スタッフのための健康行動理論 実践編. 東京医：歯薬出版；2002. p.4-5.

35）石井均. 行動変化の患者心理と医師の対応. 日本内科学雑誌. 2000；89（11）：120-8.

36）藤沼宏彰. 実践糖尿病運動療法. 清野弘明監修. 診断と治療社. 2004.

参考文献

・Maslow AH. 人間性の心理学. 小口忠彦訳. 東京：産業能率大学出版部；1987.

・Maslow AH. 完全なる人間—魂のめざすもの. 上田吉一訳. 東京：誠信書房；1964.

・石谷真一. MaslowAH. 氏原寛, 他編. 心理臨床大事典. 東京：培風館；1992. p.1276-7.

・平木典子. 新版カウンセリングの話. 東京：朝日新聞社；2004.

・Sadock BJ, Sadock VA編. カプラン臨床精神医学ハンドブック—DSM-IV-TR 診断基準による診断の手引, 第2版. 融道夫, 岩脇淳監訳. 東京：メディカル・サイエンス・インターナショナル；2003. p.282-9.

・Brenner C. 精神分析の理論. 山根常男訳. 東京：誠信書房；1980.

・Freud S. フロイト著作集第5巻. 井村恒郎訳. 京都：人文書院；1969.

・皆川邦直. 発達の基本的観点. 小此木啓吾, 岩崎徹也, 橋本雅雄, 他編. 発達とライフサイクルの観点. 精神分析セミナー V. 東京：岩崎学術出版社；1985. p.45-80.

・土居健郎. 精神分析と精神病理, 第2版. 東京：医学書院；1970.

・小此木啓吾, 岩崎徹也, 橋本雅雄, 他編. 精神分析セミナー I ～ V. 東京：岩崎学術出版社；1981–1987.

・前田重治. 図説臨床精神分析学. 東京：誠信書房；1985. p.1.

・福島章. E.H. エリクソン. 福島章編. 精神分析の知88. 東京：新書館；1996. p.29–33.

・Mahler MS, 他. 乳幼児の心理的誕生—母子共生と個体化. 精神医学選書第3巻. 高橋雅士, 織田正美, 浜畑紀訳. 愛知：黎明書房；2001.

・関智雄. マーラーマーガレット S. 福島章編. 精神分析の知88. 東京：新書館；1996.p.153–4.

・斎賀久敬. ピアジェ心理学. 氏原寛, 亀口憲治, 成田善弘, 他編. 心理臨床大事典. 東京：培風館；1992. p.68–71.

・Piaget J, Inhelder B. 新しい児童心理学. 波多野完治, 須賀哲夫, 周郷博訳. 東京：白水社；1969.

・小島操子. 危機理論発展の背景と危機モデル. 看護研究. 1988；21（5）：2–9.

・Aguilera DC. 危機介入の理論と実際. 小松源助, 荒川義子訳. 東京：川島書店；1997.
・Selye H. The Stress of Life. New York：McGraw-Hill；1976.（Selye H. 現代社会とストレス. 杉靖三郎, 藤井尚治, 田多井吉之介, 他訳. 法政大学出版局；1988）
・嶋信宏. ストレスとコーピング. 氏原寛, 亀口憲治, 成田善弘, 他編. 心理臨床大事典. 東京：培風館；1992. p.46-8.
・小杉正太郎編著. ストレス心理学—個人差のプロセスとコーピング. 東京：川島書店；2002.
・Cooper CL, Dewe PJ. Stress：A Brief History. Wiley-Blackwell；2004.（Cooper CL, Dewe P. ストレスの心理学—その歴史と展望. 大塚泰正, 岩崎健二, 高橋修, 他訳. 京都：北大路書房；2006）
・遊佐安一郎. システムズアプローチ. 氏原寛, 亀口憲治, 成田善弘, 他編. 心理臨床大事典. 東京：培風館；1992. p.1218-20.
・平木典子, 中釜洋子. 家族の心理—家族への理解を深めるために. 梅本堯夫, 大山正監. ライブラリ実践のための心理学3. 東京：サイエンス社；2006.
・横山知行, 佐藤仁美編. 家族心理学特論, 新訂版. 東京：放送大学教育振興会；2006. p.3-11.
・平木典子. 家族カウンセリング入門—家族臨床援助. 東京：安田生命社会事業団；1996.

第5章
看護倫理の考え方

1. 看護／医療の倫理とその歴史

❶ 看護倫理とは

a —— 哲学と倫理

「倫理」とは哲学の一分野である.「哲学」は, 人とは何か, 人はどうあるべきかを何千年にもわたって問いかけてきた学問分野である. その哲学的な問いかけの中に人の意思があるかどうかが, 倫理を考えるうえでは重要となる. たとえば, 「人とは何か」には人の意思はないが, 「人はどうあるべきなのか」には人の意思がある.「人は考える葦である」という哲学者パスカル (Pascal B, 1623～1662年) の有名な言葉がある. では人は何を考えるのだろうか. 人はどうあるべきなのか, どう生きていくべきなのかを考えるのである. これを倫理という. つまり倫理とは, 人として生きる道のことである.

b —— 道徳と倫理

倫理に関することは, 主に言葉で「これはこうあるべきだ」と伝えられていくが, その中でも社会の決まりごとといわれている多くのものは「道徳」といわれる. 最近では道徳 (moral) と倫理 (ethics) に関しては, 同義語として扱われることのほうが多いようである. 道徳は社会の中で人生 (道) を歩むときに必要な徳であり, 倫理はその道をたどるうえで, 進むべき道を選択する際に判断する論理性である.

c —— 職業倫理

看護倫理, 医の倫理, 公務員倫理, 科学者倫理など, 倫理の前へ修飾語がついたさまざまな言葉がある. これらは, それぞれ社会の中で認められた職業として, どうあるべきなのか, どう存在するのかを考えることを意味している.

❷ 仕事と免許と責務／説明責任

a ——「本当は」における信念の表明

看護場面でよく使われる言葉に「本当は」という言葉がある.「本当はおうちに帰りたいのですね」と看護師が言ったとする. その意味するところは, 「患者の本当の気持ちは"家に帰りたい", だがそれがかなわないのであり, その人が"病院にいなければならない"ことも本当なのだ」ということであり, そうした相容れない状況があるときに「本当は…だけど」というような表現になる. このように患者の

おかれている状況下で，看護師が患者の真の気持ちを理解，代弁し，患者の気持ち
に沿う際にも用いられる．

しかし，「本当は〜しなければならないけど，時間がないから」あるいは「忙しい
から」と述べているときには，必要な看護ケアを承知しながらも，行えないこと
の言い訳をしている状況である．人は自分の信念を貫くことができたときには後
悔をしない．この言葉を使うときには，「本当は」正しいとわかっている，しかし，
「できなかった，あるいはやらなかった」という後悔の念も含まれているのかもし
れない．

b ── 仕事の倫理観と免許

人は社会の中で生き，そこで個々の役割を担っている．ボランティアなど，報酬の
ない活動をする場合もあるが，一般に「仕事」として認められた活動をする場合
は報酬が伴う．報酬制度が伴う場合は，社会の人々が報酬を与えるだけの価値を
その「仕事」に見出し，その役割を担ってもらうことを必要と認めているからで
ある．

仕事の中でも，専門職といわれる集団は，同じ仕事をする者が組織化し，社会への
責任を果たすために互いの職に対する倫理感を共有し，自ら職の向上を保つ努力
を果たそうとする．仕事の内容が人々の生活に影響を及ぼし，その仕事に就くた
めに必要な知識・技術の水準を保証することが求められる場合，国や自治体ある
いはその集団自体が免許や認定体制をつくりそれにあたる．仕事の内容が個人の
裁量の範囲で済まされるものならば，免許は必要としない．個人の責任において，
その人に報酬を支払う契約をすることで十分かもしれない．ところが医師や看護
師などの場合，人々が安心してその人たちに仕事を任せられることを国として保
証しなければならない．

かつて，人の命を回復させる，人を弁護する，人の魂を救う，つまり医師，弁護士，
僧侶の3つの職業は神の思し召したものであり，コーリング（calling；天職）と呼ば
れ，またプロフェッション（profession；専門家．「profess」は「神の前での宣誓」を意味す
る）とも呼ばれた．古代ギリシャ時代の「ヒポクラテス誓詞」（医師としての倫理と職
務に対する宣誓）の背景には，単に人に尽くすというよりは，神に対して真理を追求
し，神から授かった仕事として人に尽くすという意味合いがあった．それは金銭
には換えられない類のものだった．

現代社会では，その責任は国が負うことになる．医師，看護師，弁護士などに対し
て免許を発行し，その人たちの仕事に国が保証を与えるのである．免許をもたな

い者はその仕事ができない. 免許は, ある一定の水準を保証するためにできた社会システムである.

医師や看護師に免許という保証がなく,「今日はいい人に当たってよかった」と偶然性に頼るようでは, 人の命は託せない. また看護師は注射や服薬などの医療処置を行うが, これは人の体に侵襲を与えることにもつながり, 免許なしで行うことは禁じられている行為である. 薬など処置を必要とすることが判断でき, その人の状態に合わせてそれを安全に施行できる技術があるという保証があるため, その行為ができるのである.

c ── 説明責任

免許をもつ人は, また自分の行為を説明できる人たちでもある. それを職に対するアカウンタビリティ（accountability；説明責任／責務）という. たとえば, 列車に乗っていると「ご案内申し上げます. 乗客に気分の悪い方がいらっしゃいます. 医師か看護師の方がおられましたら3号車まで……」などとアナウンスされることがある. 看護師は病院の中にいるときだけではなく, 外にいても専門にかかわることが起きれば, そこに行かなければならない. それは免許をもっているからである. 自分がどういう理由で何をしようとしているのか, 自分の行為を説明できることが必要となる.

あるとき医師が, 治療の適応がないという理由から, それについて患者に説明しないことがあった.「何も治療ができないから患者に知らせない」というのがその医師の論理である. しかし看護師としてはそこで「適応がないことを知らせねばならない」と考えなければならない. 患者側に立てば, 治療ができないという説明を受けて初めて自分の状況がわかる. そこから人生に対する準備もできる. 治療ができるか, できないかという問題ではない. そこには説明責任がある.

医師は治療を優先し, 看護はその人の生活を考える. 同じ医療職であっても, 論点が違い, 独立性がある. もし同じであれば2つの職業が存在する必要性はないだろう. 医師に「治療ができないことを知ると患者は苦しむ」という考えがあるのなら, 看護師は「確かに患者は苦しむだろう. しかし知らなければ苦しまないのだろうか？ 知ったうえでの苦しみならば, 家族とも一緒に分かち合えるのではないか. そうでなければ患者は1人で苦しむことになる」といった論点の転換を図らねばならない.

看護師は, 自分たちの行っていることの重要性に気づいていなかったり, また気づかないふりをしているようにみえる. もしかすると, そのほうが医師との関係

性がよくなり，患者も医師の治療に満足して円滑な医療が行われるのだと考える
のかもしれない．しかし職としての独立性は，それぞれの責務によって得られる
ものなのだ．

d ── 実施者としての責務

診療上の補助業務において，看護師は，医師の指示による行為が，患者にとって
安全かどうかを見極めて実施する．もし，それが危ない行為だとわかっていても
「医師の指示だから」として行ってしまったら，看護師は実施者としての責任を問
われることになる．たとえば与薬業務では，看護師は処方された薬剤や用量が間
違っていないか確認し，また与薬に関連した変化が起きていないか，患者の状態
を観察する．それによって多くの処方ミスが防げているのである．

このように医師の指示内容を実施するかどうかには，看護師の判断が介在してい
るのだが，看護師本人はそれを意識していないことが多い．それは自身の責務を
実際よりも軽くみている傾向があるためである．

かつて看護師の素質として，「健康・明るい・人に優しい」ことが強調された時
代があった．また，医師に従順であることも美徳として挙げられていた．この“医
師への従順”は，すなわち組織上の管理ラインとしての指示系統における医師・
看護師関係によるものであり，職の対等性とは関係のない別のシステムである．
医師からの「指示書」は医療行為についての指示であり，看護師はそれを文字ど
おり「指示されて行為しなければならないもの」と理解してはならない．医師の
指示内容に対して，医師と対等の職種としての判断が看護師にはある．また看護
師が行うべき業務かどうかの判断もされなければならない．

ナイチンゲール（Nightingale F, 1820〜1910年）の『看護覚え書き』においても，「医
師から何かを言われたとしても，納得がいかないものはやってはならない」とい
う趣旨のことが書かれてある．

以下に，看護師の責務として判断を必要とする事例を挙げたので，自分であれば
どう行動するか考えてみてほしい．

1）医師への提案

腹腔鏡下での手術で時間がかかりすぎ，すぐに開腹すれば問題がなかったにもか
かわらず，そのまま患者を死亡させてしまった事例があった．そこでは手術中に
看護師が医師に開腹の選択を言えた（提案できた）かどうかが争点になった．看護
師は「言えない環境だった」と主張したが，責任を問われた．このように，手術の

場においても執刀医と同様の責任を看護師はもっているのである．その意味で，医師に対し看護師の役割の重さを伝え，“言える環境づくり”をすることも必要である．

2）夜間急変時の医師の呼び出し

夜間，患者をみているのは看護師であるため，患者の急変に際しては看護師が責任を負う．看護師は患者の状態を観察し，医師の呼び出し（ドクターコール）の判断をしなければならない．そこで葛藤が起きる．夜間の呼び出しは，医師からの不興をかう可能性があるからだ．しかし医師を呼ばずに，患者に重大な影響が出れば看護師の責任となる．急変に気づいても，「医師を呼ぶと怒られるのでやめました」では責任をとったことにはならないのである．

❸ 歴史からみた医療倫理（図5-1）

a ── 戦争による科学の発展

戦争は人類にとって悲惨なものであるが，そこで革新的な出来事が起きることがある．たとえば，ペニシリンの開発が挙げられる．兵士が負傷し感染のために死んでいく．死んでいく人たちが多ければ戦争に負けてしまう．治ってもう一度戦場に戻ってほしい．そこで，アメリカなどでは国策として軍用のペニシリン製剤の大量生産化が急がれた．

また，戦争によって研究の目的がすり替えられることもある．エネルギーが枯渇することを予測した科学者たちは，核を操作し，そこから出てくるエネルギーを使おうとした．しかし結果として核兵器の開発につながった．科学者は研究をするにあたって，それが何に影響を及ぼすのかも含めて明確な目的をもたなければならない．それが科学者の倫理である．

b ── 戦争と科学がもたらしたものと人権

日本は1945年に終戦を迎え，極東軍事裁判などにより戦争責任が問われた．一方で，原子爆弾の開発やナチスがしたことに職業人として加担した人たちは，自分たちの行為を見直すことになる．

原子爆弾につながる核開発の研究に関与した理論物理学者のアインシュタイン（Einstein A, 1879～1955年）や湯川秀樹（1907～1981年）は，国を超えて戦争に対する科学者の責任を問う行動を起こす．政策的な自国の利益と人種の優位性から，ナチスによるジェノサイド（genocide；民族や国家を抹消するための集団殺戮）が起こった．ある人々との関係性を自分より下に落とし，この人たちには価値がないから

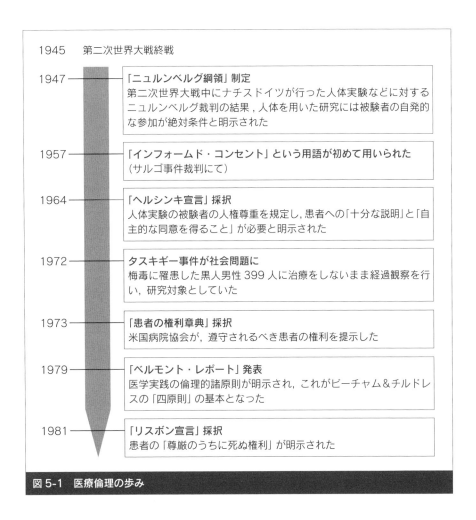

図 5-1　医療倫理の歩み

1945　第二次世界大戦終戦

1947　「ニュルンベルグ綱領」制定
第二次世界大戦中にナチスドイツが行った人体実験などに対する
ニュルンベルグ裁判の結果，人体を用いた研究には被験者の自発的
な参加が絶対条件と明示された

1957　「インフォームド・コンセント」という用語が初めて用いられた
（サルゴ事件裁判にて）

1964　「ヘルシンキ宣言」採択
人体実験の被験者の人権尊重を規定し，患者への「十分な説明」と「自
主的な同意を得ること」が必要と明示された

1972　タスキギー事件が社会問題に
梅毒に罹患した黒人男性399人に治療をしないまま経過観察を行
い，研究対象としていた

1973　「患者の権利章典」採択
米国病院協会が，遵守されるべき患者の権利を提示した

1979　「ベルモント・レポート」発表
医学実践の倫理的諸原則が明示され，これがビーチャム＆チルドレ
スの「四原則」の基本となった

1981　「リスボン宣言」採択
患者の「尊厳のうちに死ぬ権利」が明示された

殺しても構わないと思い込ませた．集団がもつ力の恐ろしさがそこにはある．生体解剖が行われた現場には，医師だけでなく看護師もかかわったことの反省から，1964年の世界医師会第18回総会で採択された「ヘルシンキ宣言」で，医学の研究に携わる者の人体実験に対する倫理原則が掲げられた．

戦争がもたらしたもの，科学がもたらしたもの，そして人としての権利とは何かが見直され，人が人に対して「治療」という名のもとで行為をするときには，対象者がどういう理由でそれが行われるのかを理解し，その承諾が必要であるということが言われ始める．これが「インフォームド・コンセント」（informed consent；「説明」と「同意」）の普及につながっていく．

ところが，アメリカで「タスキギー事件」が起きる．1930〜1970年代まで行われた黒人399人を対とする研究で，ペニシリンが梅毒に効くことがわかっていたにもかかわらず，疾患の経過をみるために治療をしない人体実験が行われたのであ

る．この事件では，直接かかわった研究者だけではなく，公的研究費を負担した国の責任も問われることになった．

❹ 人権運動と生命倫理

1960年代になると，性差別，人種差別などに対する運動が起こってきた．南アフリカ共和国のアパルトヘイト（人種隔離政策）では，黒人は選挙権も教育権も与えられず抑圧されていた．そこには人としての存在の危うさがあり，人権を叫んでも人としての存在を認められていない場合には人権は存在しないこととなる．人は謙虚に自分たちを律しなければ大きく誤ってしまうことを，こうした歴史は教えてくれる．特に集団の中にいる場合，少数者の立場でも自分の信じていることを明確に発言しなければならないのである．

「生命倫理」という言葉が使われ出したのも1960年代である．生命倫理は学際領域に位置し，教育，宗教，哲学，医療といったさまざまな分野がかかわる．そして一般の人も，生命倫理について語り始めた．そこには医学だけで生命にかかわることを決めてほしくないという思いがある．生命に関して1つの職業の立場からみていると，偏った見方になる危険性があり，多様な意見が主張する学問の必要性が見出された．さらに，生命学者たちは，生命倫理を考えるとき，人との関係だけではなく，環境とどう共存するかの倫理（環境倫理）の視点の必要性を主張する．

2. 看護における倫理的判断

看護における倫理は，考えるべき課題としてわかっていながら，あまり興味をもたれない状況があった．日本看護協会や国際看護師協会がそれぞれの「倫理綱領」（200ページを参照）を出して以来，ようやくその重要性が認識されてきたのである．以下では，看護職が倫理的判断をする際の考え方と原則について説明する．

❶ 倫理原則（表5-1）

a —— 自律尊重原則
人々は自由かつ独立して考え，決定し，行動する能力がある．それを看護師が信じきれるかが重要である．信じられないと，おそらく相手を尊重できなくなる．小さな子どもや，病んでいる高齢者も，自分でできることは自分でしたいだろうと考えるのであるが，言うまでもなく，看護師だけの考えではなく対象が本当にそ

表5-1　倫理原則	
自律尊重原則	自律 (autonomy) とは「自由かつ独立して考え, 決定する能力」であり, また「そのような考えや決定に基づいて行為する能力」であり, それを尊重すること
善行原則	患者に対して最善を尽くすこと (beneficence the promotion of what is best for the patient)
無危害原則	1) 危害を引き起こすのを避ける 2) 害悪や危害を及ぼすべきではない (non-maleficence avoiding harm)
正義原則	社会的な利益や負担は正義の要求と一致するように配分されなければならない (justice)
誠実	真実を告げる, うそを言わない, あるいは他者をだまさない義務 (veracity)
忠誠	人の専心したことに対して誠実であり続ける義務 (fidelity)

下の2項目は医療専門職の義務の基礎となる原則である (日本看護協会「倫理原則」より改変)

う思っているかを確認する必要がある.

b —— 善行原則

その人に最善を尽くす. しかし, その人がやりたいことを, すべて行うのではない. その人にとって最善なのは何かを考え, できることとできないことを吟味するのである. 倫理は解釈学でもある.

c —— 無危害原則

害を生じさせることはしない. この「害」には, タスキギー事件のように, 明らかに薬で治ることがわかっているのに, 積極的治療をしないということも含まれる.

d —— 正義原則

人々の利益や負担は, それぞれが抱える状態に合わせて分配し直されないと平等性が確保できないことがある. たとえば小児病棟で状態の違う子どもたちを散歩に連れ出す場合を例に挙げると, ストレッチャーや車いすを使えば散歩が可能になる子どももいれば, 歩けるが手をつないでいたほうが安全な子どもなどさまざまである. それぞれ個別に必要となる準備を行うことによってのみ, どの子どもたちも同じように散歩に出られることになる.

e —— 誠実

真実を告げる, うそを言わないことは, 時に痛みを伴うことがある. そのため, 患者やクライエントが知りたいと思っていることを看護師はわかっているのにその情報を伝えなかったり, はぐらかしてしまうことが生じる場合がある. 真実を「誠実」に見極め, 適切に伝えるには技術を要する.

f —— 忠誠

自分が看護師としてやらなければならないことは何かを見定めることである.

❷ 看護職の倫理綱領

日本看護協会の「看護職の倫理綱領」(200ページの全文を参照) は, 倫理における考え方をポイントとして示している. 前文では, 看護の対象を「あらゆる年代の個人, 家族, 集団, 地域社会」と述べている. 広い範囲を対象としているが, これは看護の根幹でもある. また, 前文の最後には「看護の実践について専門職として引き受ける責任の範囲を, 社会に対して明示するものである」とあるが, これは専門職としての行為を社会に公表し, 社会が看護に期待できることは何かを示したことになる. なお, 詳細については日本看護協会ホームページ (https://www.nurse.or.jp) を参照されたい.

3. ケアリングと倫理

「ケアリング」(caring)[*1] は倫理的な言葉である. ベナー (Benner P) は, ケアリングを「この人のために行っていくものであって, 勝手にこちらが押しつけるものではない」[1] と述べている. ケアリングには倫理が内在している. そのため倫理的な実践をしない限り, よいケアもできない.「よいケアは倫理的な発想によってできる」とスワンソン (Swanson KM) は言う.

ケアリングは看護以外の教育学などでも使う言葉である. 看護が行うケアリングは, 専門的裏づけをもって, 専門的感性とともに行うものである. 一般的なケアリングは, 人のことに関心をもつ, 人が苦悩しているときに一緒にいる, 人のために何かをしてあげる, 人ができるようにしてあげる, 人を信じられるようにしてあげるなど, 人を気遣うときに生じることである. しかし, 看護が行うケアリングは, 看護の知識を使い, そこに介入する判断があって初めてできることである (**表5-2**).

[*1]:世話, 配慮, 看護, 介護を指す言葉. キュアが病因を除去するための治療行為やそれを基礎づける生物医学的な考え方を意味するのに対し, ケア／ケアリングはヒューマニスティックなかかわり, 他者への関心と配慮という意味をもち, 社会文化的な視点を含めた全体論的な考え方に基づいた医療を表す言葉として用いられる[2].

表5-2 ケアリングと看護が行うケアリング（スワンソンによる）

ケアリング	看護が行うケアリング
〜とともにいる（being with） 〜を知ること（knowing of） 〜のために行う（doing for） 〜ができるようにする（enabling） 〜の信念を維持する（maintaining belief）	専門的裏づけをもち 専門的感性とともに行う

ケアリングは，「気にする」「察する」「知ろうとする」「実行する」「信じる」などの，日本的な概念に共通するものがあり，特に「察する」に関しては日本人が得意だといわれている．しかし，これだけコミュニケーションが言葉を介して行われるようになったとき，お互いが察していることが本当に正しいのかが疑問となる．察したことが正しくないときには，そのケアリングは"大きなお世話"になる．「患者さんのため」と思ってやっていることでも正しいとは限らないのである．

4. 臨床現場で出会う看護倫理

❶ 医療現場で生じる倫理的課題

医療現場では，さまざまな課題が生じる（表5-3）．それは医療技術の進歩や，社会的な価値観の変化などによっても大きく影響される．ここでは，いくつかの例を挙げて考えてみる．

a—— 人工呼吸器の着脱
人工呼吸器が開発されたことによって，人は長く生きられるようになった．しかし，それによって何が起きたか考えてほしい．植物状態になった人は，人工呼吸器を装着している限り生き続けるため，それを外すのか外さないのかという問題が生じるようになったのである．

人々は，その問題への対処として，自分で判断ができなくなる前に，人工呼吸器などによる延命治療はしないという意思を明確にしておくことを考えた．「延命治療を拒否し尊厳死を希望する」という，リビング・ウィル（living will）と呼ばれる意思表示である．

植物状態に長くおかれることは，人間としての尊厳にかかわることである．しか

表 5-3 医療現場で生じる課題の例

● 出生前診断	● 医療における情報提供
● 遺伝子診断	・インフォームド・コンセントの不十分さ
● 安楽死	・知る権利は誰のものか
● 尊厳死	・患者の個人情報
● 治療拒否	● 生死の決定
● 脳死	● 蘇生するかしないか
● 臓器移植	● どちらの患者が優先か
● インフォームド・コンセント	● 快適な療養環境
	● 家族の言い分と患者の言い分

し, 人工呼吸器を外すか否かを判断することは, その人の生死を決めることであり, 医師だけではできない. これはヒポクラテス誓詞を引き合いに出すまでもなく, 医療の前提は「人を殺してはならない」であるのだから. ここに矛盾がある. これが人が人の命を救う行為の先に待ち構えていたものだった.

b ── 胃瘻 (PEG) の造設

口から食べられなくなると経管栄養, 特に最近では胃瘻 (percutaneous endoscopic gastrostomy：PEG) となることが多い. これには誤嚥を防ぎ, 栄養注入が患者や家族にとって楽になるというメリットもある. しかし, その背景には, 急性期病院の在院日数の問題がある. 早く転院させなければならないため, PEGをつくる. そうすることで, 退院先の施設の選択の幅が広がるのである. 施設によっては, 通常の経管栄養は管理できないが, PEGを造設しているならば受け入れるというところも多い. またPEGの造設は, 延命治療にもあたり, 本人が理解しているのか, その意思が尊重されているのかが問われる.

c ── 医療者からの説明の放棄

患者へ医療に関する説明が必要な場合は, 医療者自身が行わなければならない. 医療者が家族に「説明しておいてください」と委譲することがあるが, 必ずしも家族が何をどのように説明をしたらよいのかわかっていることが確認されているとは限らない. 医療に関する説明の中には, 聞いた場合に不快や不安を生じさせるであろうことが予測できるものが多く, 適切にわかりやすく説明することは難しい. 医療者はその役割を自覚することが大切と考える.

また一方, 医療者でも, 患者やクライエントが示すであろう反応を予測すると説明責任を果たすことを躊躇してしまうことがある. がんを告知されて治療参加を続けてきた高齢の患者に対して, 再発が重なり, それ以上積極的治療を行えない

状態と判断した際に，突然説明をしなくなった事例が示されたことがあった．検討を重ねているうちに「高齢だから」という理由をつけていたということがわかり，自分たちの無力感や恐れの感情から生じた矛盾に気づき，患者に添った看護を提供することの難しさを感じた一例である．

d —— DNARと治療拒否

胎盤早期剥離で心肺停止状態で生まれた子どもの事例があった．医師の到着まで時間がかかり，確実に脳に障害が残るという状態だった．結局，一命は取り留めたものの，人工呼吸器をつけて生命を維持していた．

母親は医療職であり，家族への説明の際に「治療を拒否する」と言った．人工呼吸器を外せば死ぬのは明らかである．このまま助かったとしても脳に障害が残ることがわかっており，一生それを背負っていかねばならない．個人として母親のつらい気持ちは理解できるだろう．しかし治療を開始した状態で人工呼吸器を止めることは倫理的にできないのだ．最終的には母親を含めて家族が治療を受け入れ，子どもは脳に障害が残る可能性を秘めながらも退院した．

心肺停止になったときに「蘇生をしない」という意思表示として，DNAR（do not attempt resuscitation）の申し合わせが行われることがある．DNARの表明はとても大切なことであるが，救急搬送の場合には本人の意識がなく家族と医師との間で決められることも多い．それが患者の意思なのかどうかが問題なのである．

❷ 何を擁護するのか

看護師は基本的に人々の権利を擁護する．そのため法的権利や道徳的権利についても知る必要がある．たとえば家族の誰がキーパーソンかを把握することは大事だが，その人が法的に決断をしてよい立場なのかどうかは別の問題である．患者本人が自分で決定しているか，どのようなニーズがあるのかを見きわめ，人としての尊厳やプライバシーにも配慮しつつ、擁護しなければならない（**図5-2**）．

❸ 看護を行ううえで倫理的な行為が困難になる状況

a —— 医師との関係

医師と看護師の方向性がずれ始めると，看護上の倫理的な行為が困難になる．しかし医師と看護師には双方ともに外せない考えがある．それは「この患者のために」という信念である．この共通点を互いが信じていれば，ディスカッションができる．

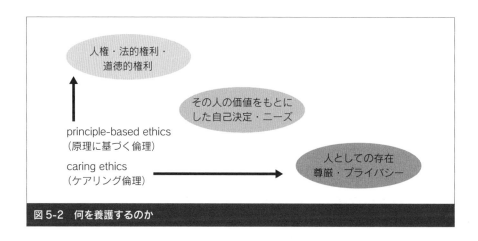

図5-2　何を養護するのか

b ── 患者への情報提供

看護師が伝えたいことと患者が聞きたいことは違う．その認識をもつ必要がある．患者が聞きたいことを提供してからでないと，こちらから伝えたいことは聞いてもらえないという場合もある．

c ── 患者の思いと家族の思い

患者の思いと家族の思いが違うとき，どちらを優先するのかは，看護師一人ひとりの判断である．すべての人にできるかどうかは別にして，患者本人のケアを行うのだから，基本姿勢としては家族の前に患者と話すべきだと考えられる．

d ── 看護師間の関係

他の看護師が行っているケアにおかしいと思えることがあるときには，看護師同士なら真摯にそのことを伝えるべきである．おかしいと伝える前に，なぜその行為をしているのかの理由を確認することが大切であり，お互いを信じるための発問の仕方に注意が必要となる．実習中の学生ならば，わからないことを尋ねるのは学生の特権であり，「○○さんがなさっているケアの意味がわからないのですが，教えていただけますか」などと率直に聞くべきである．

❹ 保健・医療・福祉を利用する患者・クライエントの立場

保健・医療・福祉は人々の生活・健康を支えるシステムである．現在，保健医療福祉のように「・」をつけずに表現されることも多い．医療として存在している病院を利用する場合，人々は「患者」と呼ばれる．保健・福祉の場では「クライエント」あるいは「利用者」という言葉が用いられる．これらはみな人の呼び名の総称であるが，それぞれに意味が付加されるものである．

かつて医療の場には，医療者が患者のもつ問題に対して治療を行うところだという前提があり，患者は行われる医療について医療者にいわば"お任せ"をする姿勢だった．こうした態度はパターナリズム（paternalism；父権主義）*2 と呼ばれるものであり，自己決定の余地が極めて少ない状態であった．

しかし現在は，医療者は人々が自身に対して行われる治療・医療の情報開示を求め，自己決定する存在であることを前提として対応するようになってきた．世代や個人の考え方にも左右されるだろうが，健康を自分で守るという意識が浸透しつつある．在宅医療も含め，保健・福祉の現場は人の生活の場を中心にデザインされてきた．個人の生活の場に医療福祉の提供者が入るという構造においては，病院の中とは違う患者の姿を見ることになる．

❺ 医療システムの中での価値の明確化

a —— 価値観の違い

医師の立場，看護師の立場，患者の立場，そこにあるのは価値観の違いである．医療職は全員が患者のために存在する．その点では価値観も同じはずであるのに，患者のためになる道筋が違っている．医師は患者の症状に対して，病気を明らかにし治療しようとする．看護師は，その症状がゆえに脅かされている生活は何かと考える．医師とは違うアセスメントの仕方をしているのである．

目的は同じでも，看護としての価値，医学としての価値に相違がある．患者にとっては，治してくれるのならば誰であってもよいのだから，医療者はお互いの価値観の違いを理解して取り組む必要がある．

b —— 病院の生活環境

患者のいる場所が病院であったとしても，その患者は日本の文化の中にいる．しかし，ベッドをはじめとして病院の多くの設備は西洋的である．医療処置のためには，それらの設備が必要なのである．中には畳が敷いてある病院もあるが例外的である．

入浴に際しても，多くの日本人が夕方を好むが，病院でその時間帯に入浴することは困難な場合が多い．このように，病院や施設の環境，そこでの行為は医療中心のものであり，人々の生活のスタイルとは異なっているのであるが，医療者も利用者もあまりそのことを意識していない．しかし，身体状態が万全でない患者にとって，負担にならない環境づくりを心がける必要があろう．

c ── 日本的なものと西洋的なもの

日本的個人主義と日本的集団主義という概念がある．近年，日本人はよくいわれるような集団主義だけで生きている国民ではなくなっている．また感覚は日本的であっても，発想は国際的な人もますます増えててくるだろう．日本人の価値観の変化を考えるとき，それにどう対応し，どう医療システムとして構築していくのかは，難しい課題である．

日本の看護の基盤は，アメリカの看護理論を取り入れてきたこともあり，西洋的発想でできていると考えてよいだろう．そういう意味で，人の価値観を観察し，患者や家族に尋ね，お互いが思っていることが同じかどうかを確認していかなければ，看護師本位の勝手なケアになってしまう危険がある．

❻ 倫理的な実践を育む環境づくり

a ── 安全な環境，ひずみのない人間関係

人間関係には，さまざまなひずみがある．たとえば，人間関係は立場によって違ってくる．上下関係の中では，まるで母親が子どもを叱るように，上司や先輩の看護師が怒りをあらわすようなことがある．またそうした態度が習慣化している職場も少なからず存在し，「私は上司に怒られるのが看護だと思っていました」と言う看護師がいるほどだ．もしそのままものを言わなければ，それを認めていることになり，理不尽な関係が世代を超えて連鎖していくことになるため，声を上げるなどの行動をしていく必要がある．

b ── 心身ともに暴力のない環境

自分自身を大切にできる環境のことである．注意しなければならないのは，自身が被害者になることだけではなく，知らないうちに加害者になっていることである．セクシュアルハラスメント（セクハラ，性的いやがらせ），パワーハラスメント（パワハラ，権力によるいじめ），パターナリズムは，他者に対する発言・行動などが本人の意図には関係なく相手を不快にさせたり，尊厳を傷つけたり，不利益を与えたり，脅威を与えることである。

c ── 自分自身を大切にできる環境

節度をもって，相手を尊敬することが大切である．上下関係においては「目上の

＊2：父親を意味するラテン語由来の語で，父親が子どもに本人の意思に反して威厳的に干渉するように，（素人である）患者は（専門家である）医療者の意見に従うのが当然というような風潮をいう．

人たちに敬意を払わなければならないと」か「新参者はそれらしく」ということもあるが, それによって自身や他者の人格が否定されてはならない. 人格は常に平等である. 人格が傷つけられていると思ったら, それは主張しなければならない. 人はどんな状況や関係にあっても, 人格を傷つけることは許されない.

引用文献

1) Benner P. The Primacy of Caring : Stress and Coping in Health and Illness. New Jersey : Prentice Hall ; 1989.
2) 見藤隆子, 小玉香津子, 菱沼典子, 総編集. 看護学事典, コンパクト版. 東京 : 日本看護協会出版会 ; 2006. p.203.

参考文献

・石井トク, 野口恭子編著. 看護の倫理資料集—看護関連倫理規定／綱領／宣言の解説, 第2版. 東京 : 丸善 ; 2007.

第6章

看護学の発展

看護学の発展のためには，看護理論，看護研究，看護実践，看護倫理を循環的に関連させながら発展させていかなければならない．その方略として重要なことは，多様な看護研究方法を駆使して看護実践の根拠となるエビデンスを蓄積していくことである．そのために，それぞれの看護学専門領域で看護研究者と看護実践者が協力して看護系学会を組織化し，看護学の発展に向けて取り組んでいる．

2011（平成23）年には，さらにそれらの看護系学会が連携し，「看護学の学術的発展をめざす看護系諸学会の相互交流と連携をはかり，看護学研究の成果を社会に還元する学会活動を支援し，また看護学学術団体の立場から，人々の健康と生活の質の向上のため国・社会に向かって必要な提言を行う」（日本看護系学会協議会規約，同会ホームページより）ことを目的とした日本看護系学会協議会を設立している．

本章では，上記のように看護学の発展に向けて看護研究者と看護実践者が協力して取り組んでいるevidence-based nursingや，看護研究の役割について述べる．看護学の発展のためには，看護研究者も看護実践者も，看護の現象を批判的にとらえ，疑問をもち探求していくことが求められる．すなわち，看護研究においては，追求する事柄を〈研究の問い〉として立て，適切な研究方法を活用して，〈研究の問い〉に答えを出すことである．また看護実践においても，質を高めていくために自らが疑問や問いを立て，適切な方法を用いそれらを解決していくことが求められる．そこで看護研究の中での〈研究の問い〉の形成や研究のプロセスについても紹介する．

1. 看護学の発展に向けての探求

❶ evidence-besed nursing（EBN）

サイエンスとしての看護，効果的かつ効率的な看護を行うためにevidence-based nursing（EBN）の重要性が指摘されている．また患者（対象者）に質の高い看護を提供するには，最新の研究成果（エビデンス）を実践に活用することが不可欠であるといわれている．

EBNとは，「科学的根拠に基づく看護」あるいは「根拠に基づく看護」と直訳される[1]．evidenceとは「証拠，根拠，証明，あることの真実を証明するに足ると思える事実や情報」[2]，また「1.証拠，証言，2.痕跡，形跡，兆候，印，3.〜の証人になる，〜を証言（証明）する，〜を証拠だてる」[3]などと解説されている．

EBNが注目されるようになった背景には，経験・直観に基づく医療から，より客観的で説明可能なエビデンスに基づく医療へとパラダイムシフトされたことがある．EBNは実践を見直し疑問をもつことから始まる．「どうしたら患者さんの呼吸はもっと楽になるのだろうか」「浮腫が改善しないけれど，どのような看護援助を行ったらいいのだろうか」といった何気ない疑問がエビデンスを見出し，実践へと適用していくきっかけとなる．

抱いた疑問に対してまずは文献を探索し，適切な答えを導く研究論文を活用することが重要である．文献検索には医学中央雑誌®，MEDLINE®，CINAHL®などの文献データベースを活用するのがよいが，その際，看護者には状況を理解するための基礎知識や状況を見極める観察力，問題解決策を選択しそれを実施する能力が求められる．

また，EBNの第一歩は理論や知識体系に基づいた看護実践を展開することにある．つまりそれは看護実践にエビデンスを用いることである．

EBNのあり方は，①研究結果，②臨床経験に基づく知識，③患者の意向[4]，④資源（財政，人材）の4つの要因の絡みの中で定められてくる．したがって，EBNを発展させていくには看護師が高い臨床判断能力をもち，患者の意向を汲み取りながら研究結果を看護実践の中で活用していく必要がある．すなわち，看護においてEBNとは"エビデンス"だけを追求するのではなく，患者のおかれた状況に配慮し，専門職として思慮深い判断を用いて，患者に最も適した研究結果を応用していくことを意味している．

また，「概念に基づいた看護実践」や「理論に基づいた看護実践」なども広い意味でのEBNである．たとえば「エンパワーメントの概念に基づいた看護実践」とは，エンパワーメントという考え方に臨床研究結果を織り込んで看護実践に応用させることである．この立場から看護学の発展に向けて理論や概念の実践への活用を推奨している．さらに，EBNの実践は「エビデンス」を「使う」「つくる」「伝える」という3つの要素から成り立ち，これらが循環的に関連し合って発展していくのである．

❷ 看護学の発展の中で看護研究が担う役割

看護学が学問として，そして専門職の知識基盤として発展していくには，新たな発見とともに知識体系をより確かなものへと築いていくことが求められよう．看護学の発展には看護理論と看護研究，看護実践，さらに看護倫理が要となる．本書

ではこれまで，看護理論や看護倫理について論じてきた．本章では新たな知の発見と，知をより確かなものとして構築していくうえで不可欠な看護研究について解説する．

看護分野における研究は，今や膨大な数にのぼっている．これらのエビデンスを看護の実践に活かすことで，その時点での最も新しい研究成果に基づいてより効果的なケアを対象に提供できることになる．また，研究成果の実践での活用はさらにその可能性についての検証を促し，看護の知識として発展させることができる．このプロセスは看護が専門職として向上することにもつながる．看護研究はそれまでのエビデンスを活用すること，そのうえで新たなエビデンスを生み出すこと，そしてその研究成果を伝えることの側面をもっているといえよう．

看護研究とは，看護に関するあらゆる場において起こり得る諸事実について，もしくは諸事実間の関係に関する疑問を組織的に追求することである．また，科学的な方法を用いて看護現象にかかわる知識を探求する活動であり，看護現象に根づいている法則を明らかにし，看護学に有効な知識体系を発展させることを目的としている．看護は実践科学であるため，単なる知的探求や新しい知識の発見だけでなく看護ケアの質を向上することにも貢献しなければ，真の看護研究とは言い難いであろう．したがって，看護研究を行う場合には常に看護実践を視座に入れておくことが重要である．

また，看護学は看護理論と看護研究と看護実践とが相互に関連し合いながら発展していく．その関係を**図6-1**に示した．

看護研究は，看護現象や看護実践の中の問題意識を原点とし，研究の課題として結晶化させ，既存の看護理論や知識体系を基盤としながら研究計画を立案し遂行

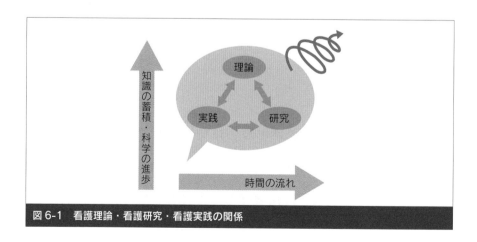

図6-1　看護理論・看護研究・看護実践の関係

していく．また，看護研究の成果は看護の実践に活用されるとともに，看護学の重要な知識体系として蓄積されていく．そしてこの看護研究と看護理論，看護実践の関係性は時代とともに変化し進化していくのである．

たとえば，褥瘡に関しては臨床での質の高い褥瘡ケアの必要性から医学，生理学，病理学，看護学の知識体系，そして既存の研究成果を基盤として，新たな視点で研究が取り組まれている．そして現在もなお褥瘡ケアは進化しており，10年前とは異なる考え方に基づいて実践されている．この変化の裏には，褥瘡に関する新たな知識が研究によって創造され，さらなる研究が繰り返されることによってその知識がより確実なものとなり，新たな看護実践を発展させている状況がある．このように，看護の知識は螺旋的に進化し，またそれによって看護学が発展していくのである．

看護研究は，理論・知識体系に基づいて計画・遂行され，そして研究の成果を現存する知識体系に位置づけ，知識体系を豊かにしていく．また一方で，現象を研究によって記述し理論化していくものもある．

❸ 看護研究と看護実践の比較

研究のテーマは，看護実践の中で抱いた疑問や問題意識から生まれ，〈研究の問い〉として結晶化されるため，看護研究と看護実践のつながりは当然のことながら深い．看護実践の場は，明らかとなった研究結果が妥当であるか検討し活用していくことでより科学的な看護の方法をもたらす役割も担っている．このように看護研究は看護実践と密接に結びついており，どちらも単独で存在するわけではない．

看護研究および看護実践はともに問題を解決するプロセスである（**表6-1**）．看護研究は〈研究の問い〉に対して，看護実践は看護上の問題に対して答えを導き出すという問題解決の過程である．その類似点として以下が挙げられる．

1　看護研究も看護実践も，情報が研究あるいは実践の質を決定する．そのため，研究過程，実践過程ともにまず十分な情報収集をする．実践過程では患者にかかわるデータ・情報なくしてアセスメントを行うことも適切な看護ケアを提供することもできない．研究過程においても同様で，事前の情報収集，すなわち収集した文献が研究の質を左右する．そのように看護実践では患者から情報を，看護研究では過去の文献から情報を収集することとなる．

看護研究の過程	看護実践の過程
領域に関する文献の収集	アセスメント
	看護診断
研究課題の決定	看護上の問題
研究目標の決定	目標
研究計画書の作成	看護計画の立案
研究の実施	実施
研究のまとめ	評価

表6-1 看護研究と看護実践の比較

2 十分な情報収集を行った後，看護実践では患者の解決すべき看護上の問題点を明らかにする．看護研究の過程では，研究者が明らかにしたい現象への焦点を絞り，研究として取り上げる課題を明確にする．研究課題は研究者が文献を読み進め，検討していくことで明確になってくる場合が多い．一方，実践過程においては，患者の看護上の問題や解決の必要がある問題をすべて挙げ，全体をとらえていく必要があるが，研究過程では研究者が明らかにしたい課題に焦点を当てていく．

3 実践過程では，看護上の問題が明確になると解決に向けて目標を設定する．研究過程では，研究の課題が決定するとそれに対する目標や適した研究の枠組みを考案する．研究の枠組みは十分な文献検討により考案でき，それには研究者が明らかにしたい現象をとらえる概念が含まれる．

4 看護実践および看護研究における目標が設定されると，目標に対する計画が必要となる．実践の過程では看護計画を，看護研究においては研究計画書を立案する．計画的な取り組みがなされていない場合，多くが研究とはならず報告となってしまう．そのため，論理的かつ系統的に順序立てた方法で，研究計画書をもとに研究を進める必要がある．

5 看護実践においては，看護計画に基づき看護を実施する．看護研究では作成した研究計画書が倫理審査委員会などで承認されると，それをもとに研究を遂行する．研究者は研究手法に基づいてデータを集め，そのデータを分析する．収集したデータが量的なデータなら統計的に，質的なデータなら内容分析やKJ法，グラウンデッドセオリーアプローチなどの手法で分析した結果から解釈を行う．

6 実践過程の最終段階は，自ら行った実践を評価することである．研究過程にお

いては，研究成果を先行研究や文献と比較しながら解釈し考察を行う．

なお，看護研究と看護実践には次のようないくつかの相違点も存在する．

1）目的と関心の相違

看護研究と看護実践は，目的や関心において相違がみられる．研究の目的は新しい知識を獲得あるいは拡大していくことであるが，実践の目的はすでに知られている知識を利用し，特定の問題を解決することである．すなわち，研究者は現象理解につながる新しい知見を得ることを目指し，看護実践者は患者の健康問題が解決することを目指している．

研究目標は，何を明らかにしたいのか具体的に焦点を当てて明示したものであり，看護実践の過程でいえば看護目標に相当し，目指すべき到達点を文章化したものである．したがって通常「〜を明らかにする」と記述されている．

2）焦点の当て方

看護研究と看護実践では対象が異なる．研究者は1つの健康に関した現象，焦点化された問題，最終的にはある健康問題の一般性，共通性や法則性を見出すことに関心をもっている．看護実践者は対象がもつ症状などの健康問題よりもその人全体に関心を向けている．つまり，研究では焦点化を行い実践では全体性を追求するといえる．

また，実践の目標は対象者の問題解決であるが，研究では，より普遍的で一般的な法則を探求していく．すなわち研究者は，目の前の対象者を越えて，将来同様の健康問題をもつ人に貢献したいと考えているのである．これらのことから，実践の科学としての看護学は，全体性への接近法と焦点化しながらの接近法との両者を身につけることが求められている．

2.〈研究の問い〉の形成

看護学の発展，また看護学の学習を深化させていくために，看護者は現象に対して疑問をもち，それを探求していく必要がある．その質問力は重要な能力および技法である．実践の場でも常に〈実践への問い〉をもち探求し続けていくことが重要である．これは看護ばかりでなくすべての学問領域に当てはまることであり，教育機関では学生の問題探求能力や問題解決能力の育成を目指している．

研究とは，現象に対して抱いた疑問を〈研究の問い〉として立て，先行研究や既存の知識体系を参考にし，研究的手法を活用して信頼できる妥当な答えを出していくことである．そこで重要なのはクリティカル・シンキング（critical thinking；批判的思）に基づいて文献検討を行い，適切な〈研究の問い〉を立てることである．

❶ クリティカル・シンキングに基づいた〈研究の問い〉の形成

研究者が明らかにしたいこと，疑問に思ったことを文献検討で探究し〈研究の問い〉を立てる．その際，クリティカル・シンキングに基づいて文献検討を行うことが非常に重要である．

> 〈例〉在宅ケアに関心のある人が在宅療養者に対して，たとえば次のような疑問をいだいたとする．療養者の病状は？ 症状マネジメントは？ 療養者の病気に関する心配事や将来への不安などの心理面は？ 家族は？ 家族の受け入れ状況は？ 在宅に向けての意思決定は？ 看護ケアの実態は？ 連携方法は？ ……これらの中から，研究者が焦点化したことが〈研究の問い〉の萌芽となる．

クリティカル・シンキングとは動的で系統立った認識の過程であり，自分自身の考えや他の人の考えを注意深く検証するために用いられるものである．

〈研究の問い〉は実践，知識体系そして研究との関係の中で文献検討を積み上げて形成される．〈研究の問い〉を形成していく過程では，問題が存在することを認識し，その問題に関連する文献や情報を意図的に収集・分析し，明らかにする問題を特定化する．文献はデータベース（医学中央雑誌®，CINAHL®，MEDLINE®など）を用いて検索し，文献を収集して読み比べていく．すなわち，文献の内容が信頼に値するかどうかの批判的な視点から判断をしていくことが求められる．そして疑問を回答可能な形にすることが大切である．

たとえば清拭などの保清の方法について学び，その中で「安楽」についての疑問をもった場合には，安楽に関する文献を探索し，比較検討をして探究する問題を特定化する．そして〈研究の問い〉を形成するにあたって，クリティカル・シンキングに基づいた文献検討では，

1 安楽に関してどのように論じられ，どのような知識体系や情報が活用されているか．
2 どのような研究がなされているか．
3 この領域での研究の進歩の状態はどうか．

4 どのようなことが明らかにされ，まだ明らかにされていないことはどのようなことか.

5 どのような対象者で，どのような方法で研究されているか.

6 それらの研究成果はどのようなものか.

7 研究成果を比較して同一点・相違点などがあるか，それはどうしてか.

などに留意しながら，文献を比較検討していく.

クリティカル・シンキングに必要なのは，常に問いかけ続ける姿勢と，最新の情報を探索していく姿勢である．効果的にクリティカル・シンキングを用いる人は，問題に直面して安易に1つの答えや解決策に飛びつかず，いくつかの視点からさらに再考して最も適切な答えを選択していく.

以上のことから，疑問に思い探求すべき問題は何かを明確にして，文献を批判的に読み，適切な〈研究の問い〉を形成していく.

❷ 研究における概念の役割

概念とは，現象の本質を表現したものである．概念は事物の本質をとらえて表現するための思考の形式であり，同じ本質をもつ一定範囲のものに適用されることから一般性をもち，同じ文化圏では共通用語として存在するものである．看護者は，関心をもつ現象を構成する概念を探求し，共通用語として発展させていく．陣田ら[5]は看護の現場からの概念化の重要性を説いている.

たとえば，人はさまざまな痛みを経験しており，痛みには身体的な痛みや心理的な痛みなどがあり，その経験の仕方も人によって異なる．それゆえ痛みを理解しようとする看護者は，主観的な痛みにも関心を払う．看護者はこれらの痛みと疼痛とは異なるものとしてとらえている.

つまり，「疼痛」は一般的に「生体組織の損傷あるいは損傷の可能性のある侵害刺激が個体に起こす感覚で，刺激受容器である神経末梢，刺激伝達系である脊髄，末梢神経などに起こった異常が脳に引き起こす感覚」[6]であると考えられているため，心理的な痛みや主観的な痛みとは異なるものとしてとらえる考えが普及している.

このように看護者は，看護の専門的な概念から現象をとらえ，また現象を看護の概念を活用して説明できなければならない．そのため，看護学を学ぶにつれて看

護学を構成する概念すなわち専門用語も習得していくこととなる.

ある大学では，看護学生が看護の概念を学んでいく過程を調査しており，大学生は以下の概念などを重要な概念としてとらえていた.

1）患者に関するもの

セルフケア，ストレス，対処行動，エンパワーメント，不安，葛藤，喪失，悲嘆，ニーズ，自己効力感，愛着，希望，意思決定，疼痛……

2）看護ケアに関するもの

インフォームド・コンセント，家族参加，リハビリテーション，タッチ，共感，安静時の看護介入

3）看護師に関するもの

達成感，自信，意欲，ストレス，葛藤……

また現象は，誰にも同じように認識されるのではなく，各人の思考活動を通して，すなわち概念を通して把握される. したがって，人間は概念によって現象を把握しており現象を丸ごととらえているわけではない. このことから，看護の現象を探求する看護研究では概念が重要な位置を占めている.

先に述べたとおり，看護研究では焦点を定めていく必要があり，その際に概念も1つのツールとして利用する. 研究領域から研究課題へと焦点を絞っていくときに，研究者の関心に近いいくつかの概念から1つを選択し，その概念をもとにして研究を進めていくことが多い. 概念は研究の焦点を定めるうえできわめて重要なのである. 時として適切な概念を選択できなかったことにより，研究の焦点が定まらずテーマが漠然としてしまうこともある.

概念と現象との関係を，パーソンズ（Parsons T）は"サーチライト"（**図6-2**）に例えている. 現象にサーチライトが当てられると，明確になるところとそうでないところが生まれる. 概念を定めるということは現象の中でみるべきところを決定することである. すなわち概念は研究の要であり，現象のどこに焦点を当てるかを決定するサーチライト（めがね）であるととらえることができる.

これまで述べてきたように，何を明らかにするか，どこを明らかにするかという〈研究の問い〉こそ，サーチライトであり概念である. また，研究は焦点化のプロセスでありその焦点化は概念によって行われる. つまり，研究の方向性やありよ

う，研究の質さえも概念によって決まるのである．

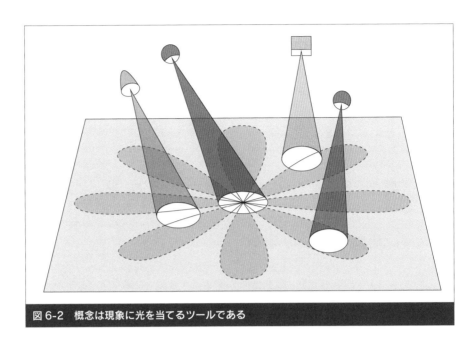

図 6-2　概念は現象に光を当てるツールである

〈研究の問い〉の形成の例：難病看護について研究を行っていきたいと考えた 2 人
の研究者（A さん・B さん）がいたとしよう．2 人はそれぞれ，難病看護に関する既
存の研究論文を読んでいく．その中で難病看護では患者のセルフケアやチーム医
療，患者の QOL や SOL など，たくさんの異なった概念で説明されていることがわ
かるだろう．

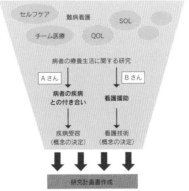

このさまざまな概念で説明されている難病看護について，2 人の研究者は臨床で
の経験や文献検討から「病者の療養生活に関する研究」を行っていきたいと考え
たと仮定する．そして，A さんはその中でも「病者の疾病との付き合い」という現
象を明らかにすることにした．そこで自分がみたい現象，明らかにしたい現象で
ある「病者の疾病との付き合い」を一番よく表している概念は何であるのかを調

べていく. その結果, Aさんは「疾病受容」が最も適切な概念であると決定する.

一方, Bさんは「病者が療養生活を送るうえで看護者が行う看護援助」について明らかにしたいとの結論にたどり着いた. そして, どの概念を用いれば病者の療養生活への看護援助を明らかにできるのか, 病者のセルフケア力に焦点を当てたさまざまな研究や概念分析に関する文献を読み, 概念の意味を探り検討を行った. その結果, Bさんは「セルフケア力支援」の概念が最も適切であると決定した.

3. 〈研究の問い〉から科学的な答えを導くプロセス

❶ 〈研究の問い〉の種類

〈研究の問い〉は研究者が明らかにしたい疑問であり, 一般的に4つのタイプがあるといわれている.

第1のタイプは, 経験世界や内的世界の特質を明らかにしようとする問いである. 第2のタイプは現象を量的に明らかにしようとする問い, 第3のタイプは概念間の関係を明らかにしようとする問い, そして第4のタイプは何らかの介入がもたらした結果とその関係を明らかにしようとする問いである. すなわち, 第1のタイプが現象・概念の質的側面についての〈研究の問い〉であり, 第2～4のタイプが, 現象・概念の量的側面についての〈研究の問い〉である.

看護研究の概念が確定した後, 研究者はその概念を研究対象の経験や意味, 内的世界, 主観的な世界など質的なデータからとらえていくのか, あるいは客観的な世界, 程度や数で測定し量的なデータからとらえていくのかを決める. 概念は, 基本的に質的にも量的にもとらえていくことができる. たとえば以下のような〈研究の問い〉が考えられるだろう.

第1のタイプは「○○疾患と診断された患者さんの不安はどのようなものか」「患者さんは○○の生活をどのように経験しているか」「患者さんのスピリチュアリティはどのような特質を有しているか」などが想定される. 第2のタイプは「○○疾患と診断された患者さんの不安はどの程度であるか」「患者さんは入院生活にどの程度満足しているか」「患者さんのスピリチュアリティは, 健康障害をきたしていない人とどの程度異なるか」などが想定される.

第3のタイプは,「○○疾患に関する多くの知識をもつ患者さんはそうでない人よりも不安は低く,両者に負の相関関係があるか」「看護師の数と患者さんの入院生活に対する満足度とは正の相関関係があるか」「健康障害とスピリチュアリティとは正の相関関係があるか」などが想定される.

そして第4のタイプは,因果関係に関する〈研究の問い〉であり,「○○疾患に関する教育プログラムは患者さんの不安を緩和させることができるか」「入院時オリエンテーションは入院生活への満足度を高めるか」「患者さんに対する認知療法は不安を緩和することができるか」などが想定される.

また概念は,具象的な概念から抽象的な概念までさまざまである.抽象度が低い概念は五感でとらえることが可能で測定が容易であるが,抽象度の高い概念は五感でとらえ難く測定も困難である.人間を対象とし,人間の全体性に働きかける看護は,抽象度の高い概念を用いることが多いため,いくつかの困難を抱えることとなる.そのため,抽象的な概念を測定できるように用語の定義を行い,具体的にどのようなデータを収集するかを定めている.

たとえば,ラザルス(Lazarus RS)[7]は,対処という概念をその人にとって重い負担になるものとして評価された特定の内的・外的要求を処理しようとする絶え間なく変化する認知的・行動的努力である,と論じている.このような定義は抽象的なため,研究ではさらに測定できるように定義づける.こうした過程を概念の操作化あるいは操作的定義づけという.また,量的研究では概念が操作化されて初めて変数となる.つまり「概念 → (操作化) → 変数 → データ」という過程を経て,1つのデータとして取り上げることが可能となるのである.

❷ 研究方法

研究方法とは,〈研究の問い〉の適切な答えを導くために必要な対象からデータを収集し,収集したデータを分析していくプロセスである.方法としては研究対象,データ収集方法,データ分析方法,さらに実験研究の場合には実験方法,倫理的配慮などについて決定していく.そして具体的にデータをいつ,どこで,どのようにして収集するか,データの収集手順を決める.また,データ収集の方法としては,①生理学的・生物学的測定方法,②観察法,③面接法,④質問紙法,⑤測定用具を使用する方法があり,これらの方法についても明らかにする.

研究はデータ収集を行う対象者の人数,介入の有無,コントロール群(対照群)の有無,データ収集の方法(データの種類),分析方法などによって分類することがで

きる．また研究のタイプも，研究者が立てた〈研究の問い〉によって分類（第1～4のタイプ）することができる．

先にも述べたが，第1のタイプは現象がまだよくわかっておらず，十分な文献も存在せず「これは何であるのか」という問いをもち研究を行うもの（質的記述研究デザイン），第2のタイプは「これは何であるのか」は判明しているが，「これはどの程度起こっているのか」「AとBは関係があるのか」という問いをもち研究を行うもの（量的記述研究デザイン：実態調査），第3のタイプはその現象にどの要因が関連しているのか推論できるとき，「AとBには関連性があるのか」という仮説を検証する問いをもち研究を行うもの（仮説検証型研究デザイン：相関関係・仮説検証研究），そして第4のタイプは既存の理論や先行研究の成果をふまえて，その現象の因果関係を探求し検証をするとき「Aを行うことによりBは起こるのか」「Aを行うことによりBには変化があるのか」という問いをもち研究を行うもの（因果関係検証型研究デザイン：実験研究，評価研究）である（**表6-2**）．

また，データには量的データと質的データがある．量的データは現象を数量化したものであり，多量のデータを統計的処理方法によって整理し，万国共通の言語で分析する．基本的な統計知識は看護研究になくてはならない知識であるため習得する必要がある．なお，量的データの分析は統計に関する参考書を参照しながら行うべきである．

一方，質的データ分析では逐語録化されたデータについて類似しているものをまとめ，カテゴリーをつくり整理していくのが一般的である．分析においては，妥当性を高めるために段階を追った分析の手順を踏み，常にデータに戻りなが，コード化，カテゴリー化，解釈を行っていくことが大切である．

第1段階はコード化である．研究目的に沿って自分が明らかにしたい事柄について，逐語記録したインタビュー内容をたどりながら抽出する．抽出した事柄は，データを扱いやすいような長さに区切り，「これは何を意味しているのか」といっ

表6-2 研究のタイプによる研究方法の考え方のマトリックス				
研究の タイプ	質的記述研究	実態調査	相関関係・ 仮説検証研究	実験研究 評価研究
人数				
働きかけ				
コントロール				
データ収集				
分析方法				

た問いを立てながらその意味の本質を見極め，コード化としてラベルづけを行う．ラベルづけの際には常にデータの言葉の意味を考えながら，抽象度を高めすぎないようにすることが大切である．そして抽出されたコードは，文脈の全体像をとらえながらその現象を適切に表しているか，意味の解釈が妥当かを自問し，常にデータに戻って再確認することが妥当性の確保のうえでも重要である．

第2段階ではカテゴリー化を行う．ここではコード化されたものをさらに，同じような特徴をもつ内容のコードに分類しカテゴリー化していく．分類して集められたコードに共通する意味を探ってラベルづけを行う．カテゴリーに共通する意味を探り，その意味の特徴を示すラベルをつけていく．ここでつくられたラベルはその前につけられたものより抽象度の高いものとするが，データの意味に添い，データの言葉を大切にして抽象度を高めすぎないように留意する．

質的データの分析においては，非言語的に示される対象者の表情や感情表出，語調，沈黙，動作などについても，言語以上に語られた現象に重要な意味合いをもつ場合があるため，データとして記載しておくようにすることも重要である．

❸ 実験的介入

〈研究の問い〉が第4のタイプのときのみ，実験的介入を実施する．実験的介入とは，研究者が研究の対象に人為的に介入を行う実験研究のことである．実験的介入によって，研究者は意図的に働きかけたことに対する反応・影響を観察できる．

実験的介入を行う場合には，その方法を明確に詳しく記述することが必要である．すなわち誰が行うのか，どのような方法で行うのかを具体的に記し，誰が行っても同じ効果があることを保証する．たとえば，1つの看護介入をある患者集団に導入しそれを評価するとき，経験や看護観の異なる複数の看護者が患者に働きかけると看護者の介入方法に違いが生じ，異なる効果が表れる可能性が高い．

看護研究は多くの場合，人を対象として行われ，とりわけ立場の弱いケアの受け手からデータを得ることが多い．したがって，データ収集や実験的介入の際や研究結果を発表するときには，研究対象者の人権に倫理的配慮を行わなくてはならない．対象者に"害"を及ぼしていないか，どのようなデメリットが生じると予測されるか，その場合のデメリットは倫理的に承認されるか，またどのようにすればそれを最小限に押さえることができるかなどを考慮することが不可欠である．次に実験的介入の具体的な例を挙げる．

a—— 実験的介入の例：産後うつの特徴に焦点を当てた心理療法

新井[8]は, 以下 **1)〜3)** のように, 産後うつの予防的看護介入プログラムの介入効果に関する〈研究の問い〉を立てて研究を行っている. そして, 産後うつの予防として夫婦関係や育児不安の予防への介入を行うことで, 家族機能が強化されるとの仮説を設定した.

1) 予防的看護介入プログラムの内容

看護介入で変化が期待できる夫婦関係と育児不安に焦点を当てており, 情報提供, コミュニケーションスキルの獲得, ストレスマネジメントから成る.

1　妊娠の受容を確認し, 受容促進のための支援
2　育児に関する情報提供
3　妊娠末期から出産後の役割を調整し, 夫婦で問題解決できるように支援
4　周産期の家族機能が良好に維持できるように支援
5　産後うつの情報提供と対処方法を一緒に検討

2) 介入の流れ

1　面接において家族機能の査定を実施
2　育児や産後うつに関する情報提供, 産後の役割調整について提案
3　問題のありそうな項目については, 研究者とロールプレイを実施

3) 介入の頻度

2回の実施, 1回の介入時間は30〜60分, 介入の時期は, ①妊娠末期の妊婦検診終了時, ②育児不安が具体化する産褥3〜4日目

❹ 介入がもたらす成果

実験研究では, 実験的介入を行った後どこが変化したかについての評価を明らかにすることが必要である. 対象に出現する変化 (効果) を特定化することが求められ, その効果は主観的な見方に左右されず, 第三者がみて「効果があった」と理解できることが重要である. また実験研究では, 成果 (outcome) を客観的なデータとして測定することが必要である.

1　変化が何に表れるか (指標)
2　何時に (いつ) その変化が表れるか (測定時期)
3　その変化はどれくらい持続するか
4　データはどのくらいの期間で集まりそうか

5　比較対象は設定可能か（検証の仕方）
6　データ分析はどうするのか

など，効果や成果を的確にとらえる.

たとえば「うつ病の患者さんに，集団認知行動療法を8回1クールで実施すると，開始後4回目でハミルトンうつ病評価尺度（HDRS）上，気分の状態が改善し，終了後3カ月間はHDRSの得点が持続する」などである. 測定する方法が決まったら，実践（介入）による変化について測定し，データを集積していく. そしてあらかじめ決めておいた期間ごとに効果を測定する.

信頼性と妥当性のある尺度や指標を用いて効果を評価できる場合はよいが，そうでない場合は対象者の行動の変化に焦点を当てて効果を確認することになる. 効果の指標として，最近では心理社会的な面での効果を測定する尺度が開発されてきている. 看護の領域では身長・体重，バイタルサイン，血液データ，脳波，体脂肪率といった身体的なデータや，事象（転倒，失禁など）の発生などが活用されている.

a── 実験的介入の例：足浴が心臓自律神経活動に及ぼす影響

実験的な介入として足浴を行い，その結果として心臓自律神経活動を活性化することを明らかにしようとする研究者の例では，以下のような方法でアウトカムデータを収集することとした.

1　研究対象者に心電図の電極を装着する（以後，足浴終了60分後まで記録を行う）
2　研究対象者はベッド上に側臥位になり，10分間安静をとる
3　研究者は，安静1分後・8分後の2回，血圧測定・脈拍測定を行う
4　40度の温湯5Lを入れた足浴槽に，研究者と介助者の2人介助で，研究対象者の両足を静かに入れる
5　研究対象者は10分間安静を保つ
6　足浴中，開始直後・2分後・5分後・8分後の4回，研究者が血圧測定・脈拍測定を行う
7　研究対象者の両足を介助にて静かに足浴槽から外し，水分を拭き取り全身を綿毛布で覆う
8　足浴終了後，研究対象者は側臥位のまま60分間安静を保つ
9　研究者は，足浴後，終了直後・3分後・10分後・30分後・60分後の5回，血圧測定・脈拍測定を行う
10　心電図を除去する

❺ 4つの〈研究の問い〉と4つの研究デザイン

a ── 質的記述研究デザイン

質的記述研究デザインとは，数字で表すことのできない現象を記述する研究デザインであり，人間の経験をあるがままにとらえて質的なデータを研究データにしようとするものである．対象者の語った言葉，観察した事柄，思い，感情，行動の性質などが研究データとなる．

たとえば，「糖尿病の高齢患者の苦悩を明らかにしたい」という場合には，研究者は「糖尿病と診断された高齢者の苦悩はどのようなものだろうか」という〈研究の問い〉を立て，研究を開始する．そして質的な研究データを分析することによって苦悩の特質を明らかにしていくこととなる．

b ── 量的記述研究デザイン

量的記述研究デザインとは，ある現象を数量に置き換えて説明し明らかにする研究デザインであり，量的なデータを研究データとするものである．現象は量的な測定ができるが，「それがどのような状況で，どの程度起こっているのか」の〈研究の問い〉は明らかとなっていない場合，数量化や分類化などの量的なデータによりそれを明らかにしていく手法である．この場合，明らかにしたい現象に関連する要因についてもある程度の知識の蓄積がなされていることが重要となる．

たとえば，研究者に「糖尿病の苦悩の実態・状況を明らかにしたい，関連している要因を明らかにしたい」という研究の意図があるとする．研究者は「糖尿病の高齢者の苦悩はどの程度だろうか，何が関連しているか」という〈研究の問い〉を立てて研究を開始する．質問紙などを用いて量的データにより現象を明らかにしていく．

c ── 仮説検証型研究デザイン

仮説検証型研究デザインとは，現象の中で何が起こっているのか，どの要因が関連しているかについて推論できるとき，その考えを検証していく際に用いる手法である．仮説検証型研究デザインでは，AとBが関連しているであろうという一定の理論的な知識やある程度の研究成果が蓄積されていること，厳密なものさし（測定道具）が存在していることなどが条件となる．

たとえば，研究者が「すでに先行研究で，ソーシャルサポートがストレス・不安を緩和することが明らかになっているので，仮説を立てて検証したい」と考えた場

合，研究者は「理論や先行文献から"ソーシャルサポート"と"不安"には関係があるといわれているが，両者は負の関係があるのだろうか」という〈研究の問い〉を立て，研究目標として「ソーシャルサポートとストレス・不安が負の関係にあるという仮説の検証」を挙げる．

d —— 因果関係検証型研究デザイン

因果関係検証型研究デザインとは，因果関係を探求しそれを検証しようとする研究デザインであり，既存の理論や先行研究の成果をふまえて「Aの介入（原因）により，その結果としてBをもたらすことができる」という仮説を立てられることが条件となる．また，因果関係を検証しようとしているため，使用する測定用具にもいっそうの厳密さが求められる．

因果関係検証型研究デザインでは，たとえば「糖尿病患者の不安を緩和する看護アプローチが有効であることを確かめたい」という場合，「糖尿病患者の不安を緩和する看護介入の有効性の検証」という研究仮説を立てる．そして，因果関係を確かめるために実験研究や評価研究を行う．

看護者が現象に疑問をもち，先行研究成果をはじめとする文献と批判的思考方法を活用して〈研究の問い〉を形成し，その〈研究の問い〉に適切な研究方法を駆使して，信頼性と妥当性のある答えを導く過程について説明してきた．看護者は研究にあたって4つの研究デザインの特徴を熟知したうえで，研究に取りかかることを勧める．すなわち，研究を始める前に現象を理解するための知識と研究方法に関する知識，さらに研究を推進する技法を修得していることが求められる．

引用文献

1) 阿部俊子. EBMとEBNの違い—EBNとは. 阿部俊子編. 看護実践のためのEBN—ベストエビデンスへの手引き. 東京；中央法規出版：2001. p.8.
2) 國廣哲彌, 堀内克明, 安井稔編集主幹. プログレッシブ英和中辞典, 第4版. 東京：小学館；2002. p.609.
3) 英辞郎 ver.130. https://eow.alc.co.jp/
4) Chinn PL, Kramer MK. チン＆クレイマー看護学の総合的な知の構築に向けて. 川原由佳里監訳. 東京：エルゼビア・ジャパン；2007. p.333.
5) 陣田泰子. 看護現場学の方法と成果—いのちの学びのマネジメント. 東京：医学書院；2009. p.18.21.
6) 後藤稠編集代表. 最新医学大辞典. 東京：医歯薬出版；2001. p.1209.
7) Lazarus RS講演. ストレスコーピング—ラザルス理論への招待. 林俊一郎

訳. 東京：星和書店；1990.

8) 新井陽子. 産後うつの予防的看護介入プログラムの介入効果の検討. 母性衛生. 2010；51(1)：144.6.

参考文献

・菱沼典子, 小松浩子編. Evidence-Based Nursing看護実践の根拠を問う, 改訂第2版. 東京：南江堂；2007.

・深井喜代子監. ケア技術のエビデンス—実践のフィードバックで活かす. 東京：へるす出版；2006.

・松木光子, 小笠原知枝, 久米弥寿子編. 看護理論—理論と実践のリンケージ. 東京：ヌーヴェルヒロカワ；2006.

・Ziegler SM. 理論にもとづく看護実践—心理学・社会学の理論の応用. 竹尾惠子監訳. 東京：医学書院；2002.

・南裕子監. 宇佐美しおり編. 精神科看護の理論と実践—卓越した看護実践をめざして. 東京：ヌーヴェルヒロカワ；2010.

・南裕子編. 看護における研究 第2版. 東京：日本看護協会出版会；2017.

・楠見孝, 子安増生, 道田泰司編. 批判的思考力を育む—学士力と社会人基礎力の基盤形成. 東京：有斐閣；2011.

資料

看護職の倫理綱領（日本看護協会）

ICN 看護師の倫理綱領（国際看護師協会）

看護職の倫理綱領

2021年3月
公益社団法人日本看護協会
（URL：https://www.nurse.or.jp/
home/publication/pdf/rinri/
code_of_ethics.pdf）

〈前　文〉

　人々は，人間としての尊厳を保持し，健康で幸福であることを願っている．看護は，このような人間の普遍的なニーズに応え，人々の生涯にわたり健康な生活の実現に貢献することを使命としている．

　看護は，あらゆる年代の個人，家族，集団，地域社会を対象としている．さらに，健康の保持増進，疾病の予防，健康の回復，苦痛の緩和を行い，生涯を通して最期まで，その人らしく人生を全うできるようその人のもつ力に働きかけながら支援することを目的としている．

　看護職は，免許によって看護を実践する権限を与えられた者である．看護の実践にあたっては，人々の生きる権利，尊厳を保持される権利，敬意のこもった看護を受ける権利，平等な看護を受ける権利などの人権を尊重することが求められる．同時に，専門職としての誇りと自覚をもって看護を実践する．

　日本看護協会の『看護職の倫理綱領』は，あらゆる場で実践を行う看護職を対象とした行動指針であり，自己の実践を振り返る際の基盤を提供するものである．また，看護の実践について専門職として引き受ける責任の範囲を，社会に対して明示するものである．

〈本　文〉

1. 看護職は，人間の生命，人間としての尊厳及び権利を尊重する．

　すべての人々は，その国籍，人種，民族，宗教，信条，年齢，性別，性的指向，性自認，社会的地位，経済的状態，ライフスタイル，健康問題の性質によって制約を受けることなく，到達可能な最高水準の健康を享受するという権利*1を有している．看護職は，あらゆる場において，人々の健康と生活を支援する専門職であり，常に高い倫理観をもって，人間の生命と尊厳及び権利を尊重し行動する．

　看護職は，いかなる場でも人間の生命，人間としての尊厳及び権利を尊重し，常に温かな人間的配慮をもってその人らしい健康な生活の実現に貢献するよう努める．

　＊1　WHO（World Health Organization：世界保健機関）は「世界保健機関憲章」前文において，「人種，宗教，政治信条や経済的・社会的条件によって差別されることなく，最高水準の健康に恵まれることは，あらゆる人々にとっての基本的人権のひとつ」（公益社団法人日本WHO協会仮訳）としている．これを参考に，本倫理綱領は，到達可能な最高水準の健康を享受することは人々の権利であるという考え方を基盤にしている．

2. 看護職は，対象となる人々に平等に看護を提供する．

　看護における平等とは，単に等しく同じ看護を提供することではなく，その人の個別的特性やニーズに応じた看護を提供することである．社会の変化とともに健康や生き方への意識も変化し，人々の看護へのニーズは多様化・複雑化している．人々の多様で複雑なニーズに対応するため，看護職は豊かな感性をもって健康問題の性質や人々を取り巻く環境等に

応じた看護を提供し，人々の健康と幸福に寄与するよう努める．

　また，看護職は，個人の習慣，態度，文化的背景，思想についてもこれを尊重し，受けとめる姿勢をもって対応する．

3. 看護職は，対象となる人々との間に信頼関係を築き，その信頼関係に基づいて看護を提供する．

　看護は，高度な知識や技術のみならず，対象となる人々との間に築かれる信頼関係を基盤として成立する．よりよい健康のために看護職が人々と協調すること，信頼に誠実に応えること，自らの実践について十分な説明を行い理解と同意を得ること，実施結果に責任をもつことを通して，信頼関係を築き発展させるよう努める．

　また，看護職は自己の実施する看護が専門職としての支援であることを自覚し，支援上の関係を越えた個人的関係に発展するような行動はとらない．

　さらに，看護職は対象となる人々に保健・医療・福祉が提供される過程においては，対象となる人々の考えや意向が反映されるように，積極的な参加を促す．また，人々の顕在的潜在的能力に着目し，その能力を最大限生かすことができるよう支援する．

4. 看護職は，人々の権利を尊重し，人々が自らの意向や価値観にそった選択ができるよう支援する．

　人々は，知る権利及び自己決定の権利を有している．看護職は，これらの権利を尊重し，十分な情報を提供した上で，保健・医療・福祉，生き方などに対する一人ひとりの価値観や意向を尊重した意思決定を支援する．意思決定支援においては，情報

を提供・共有し，その人にとって最善の選択について合意形成するまでのプロセスをともに歩む姿勢で臨む．

保健・医療・福祉においては，十分な情報に基づいて自分自身で選択する場合だけでなく，知らないでいるという選択をする場合や，決定を他者に委ねるという選択をする場合もある．また，自らの意思を適切に表明することが難しい場合には，対象となる人々に合わせて情報提供を行い，理解を得たうえで，本人の意向を汲み取り，その人にとって最善な合意形成となるよう関係者皆で協働する．さらに，看護職は，人々が自身の価値観や意向に沿った保健・医療・福祉を受け，その人の望む生活が実現できるよう，必要に応じて代弁者として機能するなど，人々の権利の擁護者として行動する．そして，個人の判断や選択が，そのとき，その人にとって最良のものとなるよう支援する．

5. 看護職は，対象となる人々の秘密を保持し，取得した個人情報は適正に取り扱う．

看護職は，個別性のある適切な看護を実践するために，対象となる人々の秘密に触れる機会が多い．看護職は正当な理由なく，業務上知り得た秘密を口外してはならない．

また，対象となる人々の健康レベルの向上を図るためには個人情報が必要であり，さらに，多職種と緊密で正確な情報共有も必要である．個人情報には氏名や生年月日といった情報のみならず，画像や音声によるものや遺伝情報も含まれる．看護職は，個人情報の取得・共有の際には，対象となる人々にその必要性を説明し同意を得るよう努めるなど適正に取り扱う．家族等との情報共有に際しても，本人の承諾を得るよう最大限

の努力を払う．

また，今日のICT（Information and Communication Technology：情報通信技術）の発展に伴い，さまざまなソーシャルメディアが普及している．これらを適切に利用することにより，看護職だけでなく，人々にとっても健康に関する有用な情報をもたらすなどの恩恵がある．看護職は，業務上の利用と私的な利用を区別し，その利用に伴う恩恵のみならず，リスクも認識する．また，情報の正確性の確認や対象となる人々と看護職自身のプライバシー権の保護など，細心の注意を払ったうえで情報を発信・共有する．

6. 看護職は，対象となる人々に不利益や危害が生じているときは，人々を保護し安全を確保する．

看護職は，常に，人々の健康と幸福の実現のために行動する．看護職は，人々の生命や人権を脅かす行動や不適切な行為を発見する立場にある．看護職がこれらの行為に気づいたときは，その事実に目を背けることなく，人々を保護し安全を確保するよう行動する．その際には，多職種で情報を共有し熟慮したうえで対応する．

また，保健・医療・福祉の提供においては，関係者による不適切な判断や行為がなされる可能性や，看護職の行為が対象となる人々を傷つける可能性があることを含めて，いかなる害の可能性にも注意を払い，人々の生命と人権をまもるために働きかける．非倫理的な実践や状況に気づいた場合には疑義を唱え，適切な保健・医療・福祉が提供されるよう働きかける．

7. 看護職は，自己の責任と能力を的確に把握し，実施した看護について個人としての責任をもつ．

看護職は，自己の責任と能力を常に的確に把握し，それらに応じた看護実践を行う．看護職は自己の実施する看護について，説明を行う責任と判断及び実施した行為とその結果についての責任を負う．

看護職の業務は保健師助産師看護師法に規定されている．看護職は関連する法令を遵守し，自己の責任と能力の範囲内で看護を実践する．また，自己の能力を超えた看護が求められる場合には，支援や指導を自ら得たり，業務の変更を求めたりして，安全で質の高い看護を提供するよう努める．さらに，他の看護職などに業務を委譲する場合は自己及び相手の能力を正しく判断し，対象となる人々の不利益とならないよう留意する．

8. 看護職は，常に，個人の責任として継続学習による能力の開発・維持・向上に努める．

看護職には，科学や医療の進歩ならびに社会的価値の変化にともない多様化する人々の健康上のニーズに対応していくために，高い教養とともに高度な専門的能力が求められる．高度な専門的能力をもち，より質の高い看護を提供するために，免許を受けた後も自ら進んでさまざまな機会を活用し，能力の開発・維持・向上に努めることは，看護職自らの責任ならびに責務である．

継続学習には，雑誌や図書などの情報や自施設の現任教育のプログラムの他に，学会・研修への参加など施設外の学習，eラーニング等さまざまな機会がある．看護職はあらゆる機会を積極的に活用し，専門職としての研鑽を重ねる．

また，自己の能力の開発・維持・向上のみならず，質の高い看護の提供を保障するために，後進の育成に努めることも看護職の責務である．

9. 看護職は, 多職種で協働し, よりよい保健・医療・福祉を実現する.

看護職は, 多職種で協働し, 看護及び医療の受け手である人々に対して最善を尽くすことを共通の価値として行動する. 多職種での協働においては, 看護職同士や保健・医療・福祉の関係者が相互理解を深めることを基盤とし, 各々が能力を最大限に発揮しながら, より質の高い保健・医療・福祉の提供を目指す.

また, よりよい医療・看護の実現と健康増進のためには, その過程への人々の参画が不可欠である. 看護職は, 対象となる人々とパートナーシップ*2 を結び, 対象となる人々の医療・看護への参画のみならず, 研究や医療安全などでも協力を得て, ともにより質の高い保健・医療・福祉をつくりあげることを促進する.

10. 看護職は, より質の高い看護を行うために, 自らの職務に関する行動基準を設定し, それに基づき行動する.

自らの職務に関する行動基準を設定し, それに基づき行動することを通して自主規制を行うことは, 専門職としての必須の要件である. この行動基準は, 各々の職務に求められる水準やその責務を規定したものであり, 看護職の専門的価値を支持するものである.

このような基準の作成は組織的に行い, 個人としてあるいは組織としてその基準を満たすよう努め, 評価基準としても活用する. また, 社会の変化や人々のニーズの変化に対応させて, 適宜改訂する.

看護職は, 看護職能団体が示す各種の基準や指針に則り活動する. また, 各施設では, 施設や看護の特徴に応じたより具体的・実践的な基準等を作成することにより, より質の高い看護を保障するように努める.

*2 ここでいう, 保健・医療・福祉におけるパートナーシップは, 看護職と対象となる人々がよりよい健康や生活の実現に向かって対等な立場で協力しあう関係のことを示している.

11. 看護職は, 研究や実践を通して, 専門的知識・技術の創造と開発に努め, 看護学の発展に寄与する.

看護職は, 常に, 科学的知見並びに指針などを用いて看護を実践するとともに, 新たな専門的知識・技術の開発に最善を尽くす. 開発された専門的知識・技術は蓄積され, 将来のより質の高い看護の提供に貢献する. すなわち, 看護職は, 研究や実践に基づき, 看護の中核となる専門的知識・技術の創造と開発, 看護政策の立案に努めることで看護学の発展及び人々の健康と福祉に寄与する責任を担っている.

また, 看護職は, 保健・医療・福祉のあらゆる研究参加に対する人々の意向を尊重し, いかなる場合でも人々の生命, 健康, プライバシーをまもり, 尊厳及び権利を尊重するとともに, 適切な保健・医療・福祉の提供を保障する.

12. 看護職は, より質の高い看護を行うため, 看護職自身のウェルビーイング*3 の向上に努める.

看護職がより質の高い看護を提供するためには, 自らのウェルビーイングをまもることが不可欠である. 看護職が健康で幸福であることが, よりよい看護の提供へとつながり, 対象となる人々の健康と幸福にも良好な結果をもたらす.

看護職は, 自身のウェルビーイングの向上のために, 仕事と生活の調和(ワーク・ライフ・バランス)をとることやメンタルヘルスケアに努める.

さらに, 看護職の実践の場には, 被曝, 感染, ハラスメント, 暴力などの危険が伴う. そのため, すべての看護職が健全で安全な環境で働くことができるよう, 個人と組織の両方の側面から取り組む.

*3 1948年に出された「世界保健機関憲章」において "Health is a state of complete physical, mental and social well-being and notmerely the absence of disease or infirmity." と述べられている. これを参考に, 本倫理綱領においては, ウェルビーイングを身体的, 精神的, 社会的に良好な状態であることと意訳し, 使用している. ウェルビーイングを一語の日本語に翻訳することが難しいこと, また, 意味するところが曖昧であることから日常的に使用される言葉ではない. そのため, 本倫理綱領では看護職のウェルビーイングへの親和性を高めるためカタカナ表記とした.

13. 看護職は, 常に品位を保持し, 看護職に対する社会の人々の信頼を高めるよう努める.

看護は, 看護を必要とする人々からの信頼なくしては存在しない. 常に, 看護職は, この職業の社会的使命・社会的責任を自覚し, 専門職としての誇りを持ち, 品位を高く維持するように努める.

看護に対する信頼は, 専門的な知識や技術のみならず, 誠実さ, 礼節, 品性, 清潔さ, 謙虚さなどに支えられた行動によるところが大きい. また, 社会からの信頼が不可欠であり, 専門領域以外の教養を深めるにとどまらず, 社会的常識などをも充分に培う必要がある.

さらに, 看護職は, その立場を利用して看護職の信頼を損なうような行為及び不正行為はしない.

14. 看護職は，人々の生命と健康をまもるため，さまざまな問題について，社会正義の考え方をもって社会と責任を共有する．

看護職は，人々の生命，尊厳及び権利をまもり尊重する立場から，生命と健康に深く関わるあらゆる差別，貧困，さまざまな格差，気候変動，虐待，人身売買，紛争，暴力などについて，地球規模の観点から社会正義の考え方をもって社会と責任を共有する．常に，わが国や世界で起きているこれらの問題についての知識を更新し，意識を高め，それらについて社会に発信するよう努める．また，これらの問題の潜在的な状況から予防的に関わり，多職種や関係機関で連携し看護職として適切な対応をとる．

さらに，看護職は保健・医療・福祉活動による環境破壊を防止する責務を果たすとともに，清浄な空気と水・安全な食物の確保，騒音対策など，人々の健康を保持増進するための環境保護に積極的に取り組む．そして，人々の生命の安全と健康がまもられ平和で包摂的な社会の実現を目指す．

15. 看護職は，専門職組織に所属し，看護の質を高めるための活動に参画し，よりよい社会づくりに貢献する．

看護職は，いつの時代においても質の高い看護の提供を通して社会の福祉に貢献するために，専門職としての質の向上を図る使命を担っている．保健・医療・福祉及び看護にかかわる政策や制度が社会の変化と人々のニーズに沿ったものとなるよう，看護職は制度の改善や政策決定，新たな社会資源の創出に積極的に取り組む．

看護職は看護職能団体に所属し，これらの取り組みをはじめとする看護の質を高めるための活動に参加することを通してよりよい社会づくりに貢献する．

16. 看護職は，様々な災害支援の担い手と協働し，災害によって影響を受けたすべての人々の生命，健康，生活をまもることに最善を尽くす．

災害は，人々の生命，健康，生活の損失につながり，個人や地域社会，国，さらには地球環境に深刻な影響を及ぼす．看護職は，人々の生命，健康，生活をまもる専門職として災害に対する意識を高め，専門的知識と技術に基づき保健・医療・福祉を提供する．

看護職は，災害から人々の生命，健康，生活をまもるため，平常時から政策策定に関与し災害リスクの低減に努め，災害時は，災害の種類や規模，被災状況，初動から復旧・復興までの局面等に応じた支援を行う．また，災害時は，資源が乏しく，平常時とは異なる環境下で活動する．看護職は，自身の安全を確保するとともに刻々と変化する状況とニーズに応じた保健・医療・福祉を提供する．

さらに，多種多様な災害支援の担い手とともに各々の機能と能力を最大限に発揮するよう努める．

ICN看護師の倫理綱領

国際看護師協会（2013年7月
公益社団法人日本看護協会訳）

訳注：この文書中の「看護師」とは，原文ではnursesであり，訳文では表記の煩雑さを避けるために「看護師」という訳語を当てるが，免許を有する看護職すべてを指す．

看護師の倫理綱領

看護師の倫理に関する国際的な綱領は，1953年に国際看護師協会（ICN）によって初めて採択された．その後，この綱領は何回かの改訂を経て，今回，2012年の見直しと改訂に至った．

〈前　文〉

看護師には4つの基本的責任がある．すなわち，健康を増進し，疾病を予防し，健康を回復し，苦痛を緩和することである．看護のニーズはあらゆる人々に普遍的である．

看護には，文化的権利，生存と選択の権利，尊厳を保つ権利，そして敬意のこもった対応を受ける権利などの人権を尊重することが，その本質として備わっている．看護ケアは，年齢，皮膚の色，信条，文化，障害や疾病，ジェンダー，性的指向，国籍，政治，人種，社会的地位を尊重するものであり，これらを理由に制約されるものではない．

看護師は，個人，家族，地域社会にヘルスサービスを提供し，自己が提供するサービスと関連グループが提供するサービスの調整をはかる．

〈倫理綱領〉

「ICN看護師の倫理綱領」には，4つの基本領域が設けられており，それぞれにおいて倫理的行為の基準が示されている．

倫理綱領の基本領域

1. 看護師と人々

・看護師の専門職としての第一義的な責任は，看護を必要とする人々に対して存在する．
・看護師は，看護を提供するに際し，個人，家族および地域社会の人権，価値観，習慣および信仰が尊重されるような環境の実現を促す．
・看護師は，個人がケアや治療に同意する上で，正確で十分な情報を，最

適な時期に，文化に適した方法で確実に得られるようにする.

・看護師は，個人情報を守秘し，これを共有する場合には適切な判断に基づいて行う.

・看護師は，一般社会の人々，とくに弱い立場にある人々の健康上のニーズおよび社会的ニーズを満たすための行動を起こし，支援する責任を社会と分かち合う.

・看護師は，資源配分および保健医療，社会的・経済的サービスへのアクセスにおいて，公平性と社会正義を擁護する.

・看護師は，尊敬の念をもって人々に応え，思いやりや信頼性，高潔さを示し，専門職としての価値を自ら体現する.

2．看護師と実践
・看護師は，看護実践および，継続的学習による能力の維持に関して，個人として責任と責務を有する.

・看護師は，自己の健康を維持し，ケアを提供する能力が損なわれないようにする.

・看護師は，責任を引き受け，または他へ委譲する場合，自己および相手の能力を正しく判断する.

・看護師はいかなるときも，看護専門職の信望を高めて社会の信頼を得るように，個人としての品行を常に高く維持する.

・看護師は，ケアを提供する際に，テクノロジーと科学の進歩が人々の安全，尊厳および権利を脅かすことなく，これらと共存することを保証する.

・看護師は，倫理的な行動と率直な対話の促進につながる実践文化を育み，守る.

3．看護師と看護専門職
・看護師は，看護実践，看護管理，看護研究および看護教育の望ましい基準を設定し実施することに主要な役割を果たす.

・看護師は，エビデンスに基づく看護の実践を支援するよう，研究に基づく知識の構築に努める.

・看護師は，専門職の価値の中核を発展させ維持することに，積極的に取り組む.

・看護師は，その専門職組織を通じて活動することにより，看護の領域で，働きやすい労働環境をつくり出し，安全で正当な社会的経済的労働条件を維持する.

・看護師は，自然環境が健康に及ぼす影響を認識し，実践において自然環境の保護と維持を図る.

・看護師は，倫理的な組織環境に貢献し，非倫理的な実践や状況に対して異議を唱える.

4．看護師と協働者
・看護師は，看護および他分野の協働者と協力的で相互を尊重する関係を維持する.

・看護師は，個人，家族および地域社会の健康が協働者あるいは他の者によって危険にさらされているときは，それらの人々や地域社会を安全に保護するために適切な対応を図る.

・看護師は，協働者がより倫理的な行動をとることができるように支援し，適切な対応を図る.

「ICN看護師の倫理綱領」の活用方法
「ICN 看護師の倫理綱領」は，社会の価値観とニーズに基づいた行動指針である．変化する社会にあって，この綱領は，現実の看護および保健医療に適用されてはじめて，生きた文書として意味をもつ.

この綱領の目的を果たすためには，看護師がこれを十分に理解し，身に付け，自己の職務のあらゆる場面で活用する必要がある．看護学生や看護師は，学生生活や職業生活を通じて，いつでもこの綱領を手にとって活用できるようにすべきである.

「ICN 看護師の倫理綱領」：基本領域別の活用方法
「ICN 看護師の倫理綱領」の4つの基本領域である「看護師と人々」「看護師と実践」「看護師と看護専門職」「看護師と協働者」は，行動基準を定める際の枠組みとなるものである．次に示す表は，これらの基準に基づいて実際の行動を展開する際の指針となるであろう.

看護師および看護学生が実施すべき事項として，以下のようなものが挙げられる：
・綱領の各基本領域に含まれる基準について学ぶ.

・それぞれの基準が，自己にとってどういう意味を持つかを考え，各自の活動領域（実践，教育，研究あるいは管理）においてどのように倫理を適用できるか検討する.

・協働者やその他の人々と，この綱領について話し合う.

・自己の経験に基づき倫理的ジレンマの例を挙げ，この綱領に示されている行動基準に照らして検討する．そのジレンマを自分ならどのように解決するかを確認する.

・グループワークを通じて倫理的意思決定とは何かを明確にし，倫理的行動の基準に関して合意を図る.

・自国の看護師協会，協働者およびその他の人々と協力しながら，看護の実践，教育，管理および研究において常に倫理基準を活用する.

倫理綱領の基本領域　　1. 看護師と人々		
実践家および管理者	教育者および研究者	各国看護師協会
人権を尊重し人々の価値観や習慣，信仰に十分配慮したケアを提供する．	ケアへのアクセスの根底である人権，公平，公正，連帯という考え方を，教育カリキュラムに含める．	人権と倫理基準を擁護するための所信声明および指針を開発する．
倫理的課題に関して継続教育を行う．	倫理的課題および意思決定に関して，教育／学習の機会を提供する．	護師が倫理委員会に加えられるよう，陳情活動を行う．
十分な情報を提供し，看護・医療に対するインフォームド・コンセントの促進と，治療の選択／拒否権の実現を図る．	インフォームド・コンセントおよびプライバシーと守秘義務，善行と害に関する教育・学習の機会を提供する．	看護・医療に対するインフォームド・コンセントの指針および所信声明，関連文書，継続教育を提供する．
確実に秘密保持を図ることができる記録／情報管理システムを活用する．	専門職の価値観に関する考え方を，教育カリキュラムに含める．	自国の看護師倫理綱領の中に，プライバシーと秘密保持に関する項目を盛り込む．
職場の安全環境を整備し，監視する．	学生が，社会的行動を通じた問題解決の重要性を十分に理解できるよう，働きかける．	安全で健康な環境の重要性を提唱する．

倫理綱領の基本領域　　2. 看護師と実践		
実践家および管理者	教育者および研究者	各国看護師協会
質の高いケアを促進するための，ケア基準と職場条件を整備する．	生涯学習の促進と，実践能力の向上を図るために，教育／学習の機会を提供する．	定期刊行物や学会，遠隔教育プログラムなどを通じて，継続教育へのアクセスを高める．
専門職評価や継続教育，免許の定期的更新などのシステムを確立する．	継続学習と実践能力維持の関連を実証するための研究を実施し，その結果を広く普及させる．	継続教育の機会獲得および質の高いケア提供のための基準の確立をめざして，陳情活動を行う．
実践能力維持の見地から，個々の看護師の健康状態をモニターし，その向上を図る．	個々の看護師の健康が重要であることを強調し，健康とその他の価値の関連性を実証する．	看護専門職が健康なライフスタイルを維持するよう働きかける．看護師が健全な職場で健全に働けるよう，陳情活動を行う．

倫理綱領の基本領域　　3. 看護師と看護専門職		
実践家および管理者	教育者および研究者	各国看護師協会
看護実践，看護研究，看護教育および看護管理の基準を定める．	看護実践および看護研究，看護教育，看護管理の基準を定めるために，教育／学習の機会を提供する．	他の人々と協力して，看護実践，看護研究，看護教育および看護管理の基準を定める．
看護と健康に関する研究の実施，結果の普及および活用に対して，職場の支援体制を育む．	研究の実施，結果および普及と活用により，看護の専門性を高める．	看護研究に関する所信声明，指針および基準を開発する．
看護師にとって望ましい社会経済的条件を実現するために，自国の看護師協会への入会を促進する．	学習者が，看護専門職によって構成される協会の重要性を十分に理解できるように，働きかける．	看護領域で公正な社会経済的労働条件が実現するよう，陳情活動を行う。職場の問題に関して、所信声明と指針を開発する．

倫理綱領の基本領域　4. 看護師と協働者		
実践家および管理者	教育者および研究者	各国看護師協会
職種に固有の機能と職種間で重複する機能を理解し、そのことから生じ得る職種間の緊張関係を十分に認識し、コンフリクト・マネジメントの戦略を確立する.	他の保健医療従事者の役割に関する理解を高める.	他の関連職種との協力を推進する.
専門職として、共通の倫理観と倫理的行動を支援するシステムを職場内に創設する.	他の専門職に、看護倫理を知らせる.	他の専門職が抱えている倫理的課題に関する認識を高める.
個人、家族あるいは地域社会に対する健康が保健医療従事者によって危険にさらされている場合、それらの人々や地域社会を安全に保護するための仕組みを開発する.	個人、家族あるいは地域社会に対するケアが保健医療従事者によって危険にさらされている場合、それらの人々や地域社会を安全に保護する必要があることを、学習者に教授する.	人々の健康が保健医療従事者によって危険にさらされている場合、それらの人々を安全に保護することに関して、指針および所信声明を提供し、議論を深める.

「ICN看護師の倫理綱領」の普及

　「ICN 看護師の倫理綱領」を効果的に活用するためには、看護師がこの綱領を十分に理解する必要がある. ICNは、皆様がこの綱領を、看護教育機関および実践に従事する看護師、看護関係出版社や一般のマスコミに普及させてくださることを願っている. さらに、看護師以外の保健医療専門職や一般社会、消費者団体、政策策定グループ、人権擁護組織、看護師の雇用者などにも、この綱領が普及すれば幸いである.

「ICN 看護師の倫理綱領」で使用される用語の解説	
協働者	他の看護師ならびに、他の保健医療・非保健医療領域の専門職および非専門職
協力関係	専門職に従事する者が、一定の合意目標の達成を目指し、対等で互恵的な行為や行動の上に築く関係
家族	血縁関係、親族、情緒的あるいは法的な関係で結ばれた人々により構成される社会単位
看護師は社会と分かち合う	看護師は、保健医療専門職および一人の市民として、公共の健康上のニーズと社会的ニーズを満たすために必要な行動を起こし支援する
個人情報	専門職として接する過程で得られた情報のうち、個人や家族のプライバシーに関わるもので、公開されるとプライバシー権の侵害になるもの、または、その個人や家族に不都合や迷惑、損害をもたらすもの
個人の健康	看護師の精神的、身体的、社会的および霊的安寧
関連するグループ	個人、家族あるいは地域社会にサービスを提供し、望ましい目標達成を目指して働く、他の看護師や保健医療従事者あるいは専門職集団

Copyright © 2012 by ICN – International Council of Nurses,
3, place Jean-Marteau, 1201 Geneva, Switzerland
ISBN: 978-92-95094-95-6

索引

本書は『看護学基礎テキスト 第1巻：看護学の概念と理論的基盤』2012年2月
（初版）を改訂・改題しています。

看護学の概念と理論

2021年10月1日　第1版第1刷発行 　　　　　　　　　　　　　　　　　〈検印省略〉
2023年1月20日　第1版第2刷発行

編　　　集――野嶋 佐由美
発　　　行――株式会社 日本看護協会出版会
　　　　　　　〒150-0001 東京都渋谷区神宮前 5-8-2 日本看護協会ビル4階
　　　　　　　注文・問合せ/書店窓口●Tel.0436-23-3271 Fax.0436-23-3272
　　　　　　　編集●Tel.03-5319-7171　website●https://www.jnapc.co.jp
デザイン――日本看護協会出版会編集部
印　　　刷――三報社印刷株式会社